水道水
フロリデーション
第2版

田浦 勝彦・小林 清吾　著

一般財団法人　口腔保健協会

水滸木

推薦のことば

　今，格差社会が進行しているといわれています．日本のこどもの貧困率はOECD諸国の中で高い位置にあり，7人に1人が相対的貧困状態にあります．経済格差の広がりは，教育格差や健康格差など様々な格差をもたらしています．その健康格差のひとつに「う蝕」があります．

　う蝕は予防可能な疾病の代表的なものです．その予防方法は，すでに確立されており，ブラッシング（歯磨き），甘味制限そしてフッ化物の応用です．日本人は清潔志向が強く，朝昼晩と世界的に最も歯磨きをする人種といわれています．また，先進諸国の中でも砂糖の摂取量は少ないことがわかっています．しかし，う蝕の罹患率は先進諸国の中で最も高い国の一つになっています．その背景には，フッ化物応用が進んでいない現実があります．

　私は宮崎県においてフッ化物の局所応用の一つであるフッ化物洗口の普及に取り組んでまいりました．特に小学校と中学校での集団で行うフッ化物洗口の普及に取り組み，小中学校在校生の50％を超える実施率まできていますが，まだ道半ばです．今後も全ての子どもたちがフッ化物の恩恵にあずかり，むし歯の苦しみから解放される社会づくりを目指して努力したいと考えておりますが，フッ化物洗口は洗口のできない乳幼児と高校生以降の世代へのアプローチが困難という大きな課題を抱えています．

　その課題を解決するためには，WHOがフッ化物応用の第一に推奨し，世界で最も普及しているフロリデーションという手法の導入が必要です．日本の水道普及率は97.9％と世界一であり，いつでもどこでも蛇口をひねれば清潔なおいしい水を飲むことができます．フロリデーションの中でも「水道水フロリデーション」の導入環境はできあがっているといえるでしょう．

　本書の中でもふれられていますが，水道水フロリデーションの特徴はその平等性，簡便性にあると思います．水道水を利用できる人であれば誰でも平等に何の努力をすることもなく（フッ化物洗口は洗口液を作り洗口をする必要がある），う蝕予防という恩恵を受けることができます．また，その高いう蝕予防効果と安全性は73年の歴史と世界54カ国，約4億4千万人の利用実績により証明されています．

　水道水中のフッ化物濃度（フッ素およびその化合物）は，水道法の水質基準により0.8 ppm以下に決められています．現在の水道法においても0.8 ppmの濃度調整は可能です．宮崎県を始め温暖な地域では水道水を飲む量は比較的多いことが推測され，そのような地域においては0.8 ppmの濃度で十分なう蝕予防効果が期待できます．

　2011年10月，千葉県松戸市の日本大学松戸歯学部で開催された第60回日本口腔衛生学会総会（学会長：小林清吾先生，テーマ「健康社会とフロリデーション」）におい

てシンポジウム『健康社会とフロリデーション実現への提言』の5名のシンポジストの一人として参加した私は，フッ化物応用に取り組んできた公衆衛生の医師としてヘルスプロモーションの理念を基に実現へ向けての提言を発表しました．その提言を実際に展開するための方途は，この度上梓された本書『水道水フロリデーション 第2版』に詳細に記載されています．

いよいよ時は満ちています．この本が歯科口腔保健関係者はもとより，水道行政を担う方々，特に地方自治体の首長に広く読まれ，その中で日本における21世紀初の水道水フロリデーションを実施する自治体が出現することで，その流れが日本全国へ波及して行き，う蝕という健康格差がなくなる社会の形成につながっていくものと確信します．

その道しるべが本書であり，心から推薦するものであります．

2018年5月

九州ブロック保健所長会 会長
全国保健所長会 理事
宮崎県延岡保健所長

瀧 口 俊 一

は じ め に

―水道水フロリデーションはむし歯予防におけるフッ化物利用の原点です―

　世界ではむし歯予防にフッ化物を利用することは常識であり，その原点は飲料水中に存在する至適濃度のフッ化物です．20世紀の半ば以降，水道水フロリデーションは公衆衛生手段として実施地域住民の歯を守ってきました．一方，わが国でもむし歯予防のためのフッ化物利用は常識となってきましたが，未だに水道水フロリデーションに関する情報の公開が進んでおらず，多くの人びとには未知なる方法となっています．本書の初版から5年を経過しましたが，わが国における水道水フロリデーション情勢に変化の兆しは生まれてきていません．

　本書では，むし歯予防におけるフッ化物利用の原点である水道水フロリデーションについて，初版の内容をアップデートしてお届けします．水道水フロリデーションとは，水道水中に天然に含まれるフッ化物イオンをむし歯予防に最適なフッ化物濃度に調整する公衆衛生手段です．世界保健機関（WHO）では，水に天然に含まれる低いフッ化物濃度を，地域の気温と対応させ，0.5から1.0 ppmに調整することを推奨しています（第1章）．

　2004年当時の米国公衆衛生長官リチャード・カルモナは水道水フロリデーションの特筆すべき3つの利点を挙げて，歴代の長官と同様にこの公衆衛生手段を支持表明しました．「第一に，水道水フロリデーションにより，すべての地域住民が（家庭，職場，学校あるいは憩いの場で）フロリデーション水あるいはその水で調理した飲食物を摂るだけでむし予防効果にあずかります．第二に，人びとの間に生じている健康の格差を取り除く強力な方策であり，むし歯予防を実現してくれます．第三に，フロリデーションは子どもと大人のむし歯を予防し，生涯にわたる口腔保健の向上に繋がる単一で最も効果的な公衆衛生手段である」と述べました．さらに，「政策決定者，地域のリーダー，民間企業，保健専門家，メディアおよび一般大衆は，口腔の健康が全身の健康と福祉にとって不可欠であると確信すべき」と言及し，すべての米国民の口腔の健康を推進するにあたり，引き続き水道水フロリデーションの公衆衛生面での重要性を強調しました．

　第1章では，水道水フロリデーションは「自然」からの贈り物であり，自然の模倣であることから，その由来である自然環境物質としてのフッ化物について述べます．また，フッ素はヒトの歯や骨の重要な構成成分となる有益な微量元素であり，有益な栄養素です．この観点から，フッ化物摂取基準量に関する課題に言及しました．水道水フロリデーションは老若男女，障がいの有無，学歴や所得に関係なく，「平等」に人びとのむし歯を防ぐことができる手段です．これを特長づける7つの単語（「自然」「公衆衛生」「平等」「簡便」「有効」「安全」「安価」）にまとめています．次に，水道水

フロリデーションの有効性に関して，これまでの実施経験と膨大な数の科学的な研究の成果を基に記述しています(第2章)．導入の時代から今日まで繰り返されてきた水道水フロリデーションに対する心配や疑問に対して，多数の研究者が真摯に答えてきました．今では，WHOや国際歯科連盟（FDI）をはじめ世界各国の150を超える保健専門機関と団体が水道水フロリデーションの有効性と安全性にお墨付きを与えています（第3章）．第4～6章では，水道水フロリデーションの必要性，経済性，技術面について述べています．すべての人びとの生涯にわたるむし歯予防と健康格差縮減の方策として水道水フロリデーションの必要性（第4章），その費用対効果の高さ（第5章），フロリデーション装置の仕組みと使用するフッ化物について解説しています（第6章）．第7章では，世界各国で実施されてきた水道水フロリデーションの過去と現状についてまとめています．1945年に米国グランドラピッズ（GR）でのフロリデーションの導入以降，度重なる擬似科学による妨害を乗り越えて，世界54か国，約4億4千万人が水道水フロリデーションの恩恵を受けています（第7章）．残念ながら，現在わが国には水道水フロリデーションを実施している地方公共団体はありません．第8章では，これまでの日本の水道水フロリデーションの実績をまとめて，21世紀の糧にしたいと思います．第9章ではフロリデーションの歴史を振り返ります．米国のマッケイやディーンはじめ先進的な研究者の努力の末に，世界初の水道水フロリデーション都市（GR）を誕生させました．それ以降，水道水フロリデーションは米国だけでなく世界各地へと普及拡大しています．最終章では，わが国の現状と将来の歯科口腔保健の改善を目指し，健康社会の基盤整備のために重ねて水道水フロリデーションに言及します．

さらに，本書の各章に新たにコラムのページを設けています．浪越建男先生と小林が各章に係わる日常の身近な題材について筆を執りました．これら8編の随想は読者の皆様にリラックスした雰囲気を提供し，しかも視点を変えて水道水フロリデーションを理解していただけると思います．

わが国においては，本書のタイトル『水道水フロリデーション』の認知度は低く，多くの市民にとっては未知な用語です．これから歯科口腔保健を志す読者は初めて目にする方もおられることでしょう．また，既にこの分野に関心がある方々にも本書を活用していただけると幸いです．特に，これから歯科口腔保健を勉強する読者には水道水フロリデーション導入の考え方を示している「上流へ向かえ」（p.141）というフレーズを贈りたいと思います．そして，ひとりでも多くの公衆歯科衛生分野で活躍する人材の輩出を期待しているところです．本書がそのようなモチベーションになることを願っています．

本書の執筆にあたっては，特定非営利活動法人 日本フッ化物むし歯予防協会（NPO日F），認定NPO法人 水道水フロリデーションファンド（WFF），一般社団法人 口腔衛生学会，公益社団法人 日本歯科医師会，公益社団法人 8020推進財団，厚生労働

科学研究班などから得られた貴重な情報を引用させていただいています．また，一般財団法人 口腔保健協会には，本書の企画から脱稿まで終始お力添えをいただき感謝の念に堪えません．

　すべての人びとの健康のために，歯科保健界の先達が幾度となく挑戦し，なおその実現が将来に持ち越されている水道水フロリデーションへの新たな道程が始まろうとしています．

　2018年5月

　　　　ADAフロリデーションファクツ2018の発行に寄せて　　著者しるす

目　次

💧 第1章　水道水フロリデーションとは何か　1

1. 水道水フロリデーションは自然が教えてくれたむし歯予防方法 …………………… 1
   1) 水道水フロリデーションの定義／1　2)「水道水フロリデーション」という用語／2
   3) 栄養学的サプリメントの一形態として／2
2. フッ化物は自然環境物質である ……………………………………………………… 3
   1) 自然界でのフッ化物の分布／3　2) フッ素の発見／4　3) フッ素の吸収・排出／5
   4) フッ素は有益な栄養素／5
3. 近代における四大公衆衛生施策の1つ ……………………………………………… 7
   1) 公衆衛生とは／7　2) 上水道の塩素処理による消毒／8　3) 牛乳の低温殺菌処理／8
   4) 予防接種／9　5) 公衆衛生からみた水道水フロリデーション／10
4. 疫学研究に導かれた発見 ……………………………………………………………… 10
   1) 疫学とは／10　2) ジョン・スノーと水系伝染病コレラのロンドンブロード・ストリート事件／11　3) 海軍カレーと脚気予防／11
5. 水道水フロリデーションの特長 ……………………………………………………… 13
   1) 社会的平等と公平／13　2) 高い安全性／14　3) 簡便性／14　4) 経済性・費用対効果／14　5) 生涯を通じた効果的なむし歯予防／15　6) 拡散効果／15

📝 コラム「フッ素とフッ化物」 …………………………………………………………… 18

💧 第2章　水道水フロリデーションの有効性　19

1. 初期の水道水フロリデーション導入後の有効性 …………………………………… 19
2. 水道水フロリデーションの有効性に関する研究成果 ……………………………… 20
   1) マレーらによるフロリデーションに関する研究成果の分析／20
   2) ニューブランによるフロリデーションに関する研究成果の検討／20
3. 乳歯のむし歯に対する水道水フロリデーションの予防効果 ……………………… 21
4. 成人と高齢者に対するむし歯予防効果 ……………………………………………… 21
   1) フロリデーションによる高齢者に対する研究成果／22
   2) 出生後より継続してフロリデーション水を飲むことは，最大のむし歯予防効果を発揮する／23
5. 拡散効果と希釈効果 …………………………………………………………………… 23
   1) 拡散効果／24　2) 希釈効果／25
6. フロリデーションのむし歯予防メカニズム ………………………………………… 25
   1) ボイド理論の提唱／26　2) ボイド理論と締めねじ／27　3) フッ素が歯を強くする原理の解明／28　4) 歯の再石灰化と脱灰のバランス理論モデル／29　5) フッ化物の再石灰化促進作用と脱灰抑制作用，抗菌・抗酵素作用／29　6) フロリデーションで観察された初期むし歯進行抑制効果／31

| 7 | まとめ：水道水フロリデーションの有効性 ……………………………………………… 31
| コラム「水道水フロリデーションに反対する理由にも耳を傾けてみよう」…………………… 35

第3章　水道水フロリデーションの安全性　36

1　安全性に関する考え方 ………………………………………………………………… 36
　　1）毒かどうかは使用量による／36　　2）危険性の強さと量の関係／37
　　3）がんの原因についての考え方／38　　4）魚の焦げを食べるとがんになる？／38
　　5）健康・栄養情報の信頼度／39
2　フロリデーションと全身の健康 ……………………………………………………… 40
3　フロリデーションと歯のフッ素症 …………………………………………………… 45
　　1）歯のフッ素症とは何か／45　　2）生物学的指標としての歯のフッ素症／45
　　3）歯のフッ素症の分類／46　　4）歯のフッ素症の割合／46　　5）米国における水道水フロリデーション濃度と日米の違い／47　　6）わが国における歯のフッ素症／48
4　フロリデーションとリスクコミュニケーション ……………………………………… 49
　　1）リスクコミュニケーションとは何か／50　　2）両面的（双方向）コミュニケーション／50
　　3）リスク認知とフロリデーション／51
　コラム「フロリデーション水を赤ちゃんが飲用しても安全です」………………………… 57

第4章　水道水フロリデーションの必要性　58

1　生涯にわたるむし歯予防の大切さとフロリデーション ……………………………… 58
　　1）予防に勝る治療なし／58　　2）歯の健康の大切さ／59　　3）エナメル質を守る／59
2　むし歯の原因と予防方法 ……………………………………………………………… 60
　　1）むし歯発生の模式図の変遷／60　　2）むし歯の予防方法とその科学的根拠の質／61
3　健康格差社会と少子超高齢社会 ……………………………………………………… 63
　　1）子どもの貧困と健康問題／63　　2）高齢者の健康格差と8020運動／64
4　健康格差解消と水道水フロリデーション ……………………………………………… 66
　　1）英国のフロリデーションの実績から／66　　2）健康の社会的決定要因／67
　　3）健康格差の解消策と社会的決定要因への働きかけ／67　　4）虐待とむし歯／68
　コラム「大学教育」……………………………………………………………………… 71

第5章　水道水フロリデーションの経済性　72

1　歯科医療費とフロリデーション ……………………………………………………… 72
　　1）国民医療費40兆円超と歯科診療医療費／72
　　2）歯科保健医療の取り組みで歯科以外の医療費に抑制効果／72
2　フロリデーションのコスト …………………………………………………………… 75
　　1）フロリデーション整備に要する費用／75　　2）フロリデーション整備に関する諸要因／75

3 フロリデーションの費用対効果 ··· 75
　1) フロリデーションは歯科医療費の削減となる公衆衛生手段／75　　2) 費用の節減／76
　3) 各国のフロリデーションの費用便益比／76　　4) 貧困層とフロリデーションに関する研究／76　　5) フロリデーションによるむし歯予防の間接的利益／77

第6章　水道水フロリデーションの技術　79

1 浄水場の仕組み ·· 79
2 水道水フロリデーション装置 ·· 79
　1) 飽和溶液注入方式／79　　2) 乾燥フッ化物添加方式／81
　3) 酸性フッ化物溶液注入方式／81
3 水道水フロリデーションとフッ化物の種類 ··· 82
　1) フッ化ナトリウム／82　　2) ケイフッ化ナトリウム／82　　3) ケイフッ化水素酸／83
4 水道水フロリデーション装置と使用フッ化物の安全性 ··· 83
　1) フロリデーション装置の安全性／83
　2) フロリデーションに使用するフッ化物の安全性／84
5 水道水フロリデーションと環境 ·· 84
　1) 水道管の腐食／85　　2) 水質への影響と天然フッ化物濃度／85

第7章　世界の水道水フロリデーションの普及状況　87

1 世界のフロリデーションの普及状況 ·· 87
　1) 世界的な普及状況／87
　2) 英国フロリデーション協会最新版2012の世界各国のデータ／87
2 米　国 ··· 89
　1) 米国における水道水フロリデーションの普及状況／89　　2) 米国10大公衆衛生業績／89
　3) 水道水フロリデーション60周年記念から70周年記念へ／90
　4) フロリデーション・ファクツ／91　　5) ヘルシー・ピープル2020／92
3 オーストラリア ·· 92
　1) オーストラリアの水道水フロリデーションの普及状況／92　　2) クイーンズランド州におけるフロリデーションの急速な拡大／93　　3) 謎を解け！まさかのミステリー／93
4 ニュージーランド ··· 94
　1) ニュージーランドの歯科保健医療／94
　2) 高齢者への予防歯科対策と水道水フロリデーションの普及／95
5 韓　国 ··· 95
　1) 鶴の一声／95　　2) 韓国水道水フロリデーションの普及状況と30周年記念／96
　3) 法的基盤整備／97　　4) 「健康社会のための歯科医師の会」と「健康歯牙連帯」／97
　5) 歯科衛生士の活躍／97
　6) 韓国における水道水フロリデーションによる小児永久歯むし歯の格差の縮減／98

6 アジアの普及状況 …………………………………………………………………… 99
　1) シンガポールと中国香港行政区／99　　2) マレーシア／99
7 食塩フッ化物添加の選択 …………………………………………………………… 100
　1) 世界における食塩フッ化物添加の普及状況／100
　2) スイス・バーゼル市のフロリデーション／101
📝コラム「世界の常識」………………………………………………………………… 104

💧第8章　日本における水道水フロリデーション　105

1 京都山科地区 …………………………………………………………………… 105
　1) 世界的にも早期の水道水フロリデーションの導入／105　　2) 京都山科フロリデーション実現まで／105　　3) 口腔衛生学会パネルディスカッションの開催／106
　4) 山科地区水道水フロリデーション中止の理由／109
　5) 口腔衛生学会上水道弗素化調査委員会報告／109
2 沖縄本島 ………………………………………………………………………… 111
　1) 沖縄フロリデーションのむし歯予防効果／111
　2) 沖縄フロリデーション中止の理由／112
3 三重県朝日町 …………………………………………………………………… 113
4 天然フッ化物至適濃度地区 …………………………………………………… 113
5 日本の中の米国 ………………………………………………………………… 114
6 わが国のフロリデーションの実現に向けて取り組んだ人びと ……………… 115
　1) 霞ヶ関夜話／115　　2) 1960〜70年代のフロリデーションの取り組み／116
　3) 日本口腔衛生学会のフッ化物研究に関する専門委員会／116　　4) 厚生省の良識人／116
　5) 厚生労働科学研究班「フッ化物の応用総合的研究」／116
　6) 地域のボランティア活動／117　　7) 健康こそ村の大きな財産である／117
　8) 2002年以降の水道水フロリデーションの取り組み／118
📝コラム「日本で水道水フロリデーションはどうすれば実現できますか？」…… 120

💧第9章　水道水フロリデーションの歴史　121

1 事の始まりは奇妙な歯への関心 ……………………………………………… 121
　1) コロラド褐色斑／121　　2) ブラック博士の協力／122
　3) コロラド褐色斑とむし歯抵抗性に共通した原因／123
2 謎は水の中に潜む ……………………………………………………………… 123
　1) 飲料水中の未知なる物質は何か／123　　2) 高濃度のフッ化物の検出／123
3 全米21都市の疫学調査と最適フッ化物濃度の発見 ………………………… 124
　1) フッ化物濃度と歯のフッ素症とむし歯／124　　2) 歯のフッ素症の指数／125
4 世界初の水道水フロリデーション都市の誕生 ……………………………… 125
　1) グランドラピッズにおける世界初の水道水フロリデーション／125

2）グランドラピッズにおける水道水フロリデーションの成果／126
5　水道水フロリデーションの普及の時代へ ………………………………………………… 127
　1）米国でのフロリデーションの拡大／127　　2）米国から世界各国への拡大／128
　資料1 ……………………………………………………………………………………………… 129
　資料2 ……………………………………………………………………………………………… 130
　資料3 ……………………………………………………………………………………………… 130
✎コラム「食い下がる患者」 ……………………………………………………………………… 133

💧 第10章　健康社会と水道水フロリデーション　134

1　新公衆衛生運動の展開とヘルスプロモーション ………………………………………… 134
　1）ヘルスプロモーションの語義内容の変遷／134
　2）ヘルスプロモーションとヘルス・フォー・オール（すべての人びとに健康を）／135
　3）ヘルスプロモーションの考え方と歯の健康／135
2　水道水フロリデーションとヘルスプロモーション ……………………………………… 136
　1）公共政策づくり／136　　2）環境づくり／137　　3）地域活動の活性化／138
　4）個人技術の開発／138　　5）医療資源活用の方向転換／139
3　健康日本21（第二次）と公衆衛生 ………………………………………………………… 139
　1）健康日本21と歯の健康／139　　2）道府県の歯と口の健康づくり条例と歯科口腔保健法の
　制定／140　　3）健康日本21（第二次）／140
4　GOING UPSTREAM ………………………………………………………………………… 141
5　まとめに代えて ……………………………………………………………………………… 143
✎コラム「歯科医師はフロリデーションにどう向き合うべきなのか」 ……………………… 145

＜付録図＞ ………………………………………………………………………………………… 146

第1章
水道水フロリデーションとは何か

1　水道水フロリデーションは自然が教えてくれたむし歯予防方法

　健康な歯は何物にも代え難いものです．歯の喪失に至る原因の半分はむし歯です．20世紀の前半には，ニュージーランドで嫁入り道具に入れ歯を持参するという信じ難い風習がありました．歯の喪失が著しい，不幸な時代だったのです．また，世界大戦時には，むし歯が原因で奥歯を抜いて噛めないため，兵士として不合格となる米国の若者がいました[1,2]．このようにむし歯が人びとの生活に深刻な影響を及ぼしていた時代背景もあり，世界の国々では，国民全体のむし歯予防となる水道水フロリデーションを国家的事業として実施し，成功を収めてきました．

　20世紀の歯科公衆衛生上のサクセスストーリーに水道水フロリデーションをあげることができます[3]．この施策を行った地域では，画期的なむし歯予防効果をもたらしたからです．

　私たちが毎日飲用する水にはわずかながら天然由来のフッ化物が含まれています．地球上でそのフッ化物濃度はまちまちですが，そのなかでむし歯予防にちょうどよいフッ化物濃度の水で暮らしている地域があることが発見されました．そうした地域と同じ環境を整えようと，水道水フロリデーションが始まったのです．自然が教えてくれたむし歯予防方法である所以です．

1）水道水フロリデーションの定義

　水道水フロリデーションとは，「飲料水に天然に含まれるフッ化物濃度が低く，むし歯予防のための至適濃度に達していない地域で，歯の健康のために推奨されるフッ化物濃度に調整すること」です[4〜6]．わが国の水質基準では上限値 0.8 ppmF ですが，世界保健機関（WHO）ではフッ化物推奨濃度を 0.5〜1.0 ppm としています．なお，気温が高くなるほど水分摂取量が多くなることを考慮して，至適フッ化物濃度は各地域における1日の最高気温の年間平均値で決定されます．

　飲料水のフッ化物濃度を高めてむし歯予防にちょうどよい濃度に調整する方式が水道水フロリデーションと理解されていますが，この方法とは別に，むし歯予防に好都合な場合があります．天然の飲料水中に含まれるフッ化物がちょうど至適濃度に近似する場合です．この場合は，飲料水をそのままむし歯予防に利用できます．世界ではこのような条件に見合っ

た地域があり，41カ国で約6,000万人が天然の恩恵を受けています．これも広義のフロリデーションといえます．

また，飲料水中のフッ化物が高過ぎる場合は，源水を変更するなどの方法でむし歯予防にちょうどよいフッ化物濃度に低減して調整をはかる必要があります．これを部分的除フッ素（パーシャル・デフロリデーション）といいます．

2)「水道水フロリデーション」という用語

水道水フロリデーションは，「water fluoridation」の訳語です．かつて日本では「水道水フッ素化」「水道水フッ化物添加」と表現されてきました．しかし前者は水道水をフッ素に置き換えるという誤解を生み，後者は水道水に本来存在しないフッ素を添加する（add）という意味にとられました．2000年以降，米国では「add」と「adjust」が論争の的になり，ワシントン州スポケン市での裁判例に見られるがごとく，後者「adjust」が事実に即しているとの結論が得られています．それをふまえて，日本口腔衛生学会フッ化物応用委員会でフッ化物用語を検討した経緯があります．

水道水フロリデーションの本質は，添加ではなく，水道水中に自然の形で含まれるフッ化物をむし歯予防にちょうどよい濃度に調整する（adjust）ということです．そうした観点から，「水道水フッ化物濃度調整」が妥当な和訳であり，現在では「水道水フロリデーション」とともに専門的な歯学用語として採用されています．さらに，水道水フロリデーションの特性を表現するCommunal（Community）water fluoridation「地域水道水フロリデーション」という用語もよく用いられています．

3）栄養学的サプリメントの一形態として

最近では，健康意識の高まりとともに，栄養補助食品（サプリメント）を摂取する人が急速に増えきています．サプリメント（略称サプリ）は，日常の食事だけでは不足しがちなビタミンやミネラルを補い，体調を整えるとともに，各種疾患を予防する役目も果たしています．2017年度の健康食品市場規模は前年度比101.6％の7,618億円と予測されるように伸びています[7]．

ビタミンの一種に葉酸があります．ほうれん草などの「葉の部分に多く含まれる」ことから葉酸という名がついたといわれています．妊娠初期には欠かせない栄養素で，このサプリメントの摂取で赤ちゃんの健全な成長や貧血の改善効果が実証されています．他にも，ビタミンC入り果汁で壊血病を防ぎ，ビタミンDを加えたミルクやパンでくる病を予防するといった事例があります．さらに，朝食の穀物シリアルなどにビタミンやミネラルを加えることで，正常な成長発育を促すことも明らかになっています．

フロリデーションも，こうした栄養学的サプリメントの一形態とみなすことができます．

しかしながら，フロリデーションは強制的に大衆に薬物を投与する形態や医療の社会化の形態ではありません．飲料水中の天然由来のフッ化物濃度を調整することによって，むし歯を予防するからです．後述するように，WHOや国連食糧農業機関（FAO），米国，英国，カナダ，オーストラリアなど多くの国々ではフッ化物を栄養素として取り扱っています（p.5）．

2 フッ化物は自然環境物質である

1) 自然界でのフッ化物の分布

　水道水フロリデーションのキーワードのひとつに，フッ化物があります．フッ化物は元素であるフッ素に由来します．フッ素は地殻に豊富に存在し，含有率は13番目に多い元素です．自然界では他の元素と化学結合してフッ化物として存在しています．フッ化物は太古の昔から地球上にあまねく分布しています．地殻，土壌，海水，大気の中に存在します．なかでも地殻と土壌中には比較的多くのフッ化物を含み，その量は地殻でフッ素として約300 ppm，土壌中は約200 ppmの値です．螢石CaF_2や氷晶石Na_3AlF_6などの岩石に含まれるフッ化物が水に溶けるとフッ化物イオンとして存在します．そのため，すべての水は幾分かのフッ化物を含んで地球上に分布しています．ヒトをはじめ地球上に生きとし生けるものと深く関わっているのです．海水には約1.3 ppmのフッ化物イオンが含まれているので，海産物類には比較的多くのフッ化物が含まれています．天然塩は1 kgあたり約25 mgのフッ化物を含んでいます．図1に示すように，量の多少の違いこそあれ，すべての食べ物や飲み物

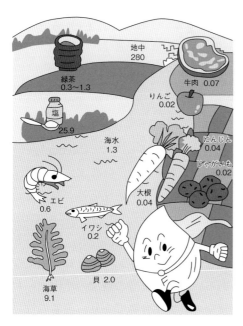

図1　自然界に分布するフッ化物量（単位 ppm）
この図の原型は1970年代に池主憲夫先生（新潟県）が作成されたものです．その後，日本各地にこのキャラクター（フッくん）の兄弟が誕生して活用されています．

の中には必ずフッ化物が含まれています．特に，茶葉のフッ化物量は100〜400 ppmと多く，日頃私たちが飲用している緑茶には0.3〜1.3 ppm，紅茶には1.7〜3.0 ppmのフッ化物が含まれています．したがって，私たちにとってフッ化物のない生活はあり得ません．

　私たちは毎日フッ化物を含む食品を摂食していることになります．1970年代に，国別の1人あたりの主な摂取食品から1日の平均フッ化物摂取量を計算したところ，0.70〜1.03 mgと推定され，国による大きなバラツキはありませんでした[8]．フッ化物を多く含む海産物を多く食べる日本人では，欧米諸国と比べてフッ化物摂取量が多くなるのではないかという意見はありましたが，フッ化物は主に骨に多く含まれているので通常の食べ方ではフッ化物摂取量に大きな影響はありません．

　日本人の1日当たりのフッ化物摂取量については，その後，3名の研究者が調査報告しています．水やお茶からの摂取を含めて，成人では0.48〜2.8 mgのフッ化物摂取になるとされています[9]．

> **▶ppm (parts per million)**
>
> 　"ppm"とは濃度を表す単位です．parts per million（パーツ・パー・ミリオン）の略で，100万分の1というきわめて薄い濃度．WHOによる水道水の適正フッ化物濃度は0.5〜1.0 ppmとされています．この場合，「1リットルの水（重さで1 kg＝1,000 g＝100万mg）の中にフッ化物（イオンとして）が0.5〜1 mg含まれている濃度が適正である」ことを意味しています．国や気候条件を考慮し幅を持った適正濃度として決められています．
>
> 　"ppm"がいかに薄い濃度であるかを理解するため，例え話を考えてみましょう．
> ① お金でいうと，自分の余力財産100万円の中から1円寄付した場合が，1 ppm相当の負担で善意を表現したことになります．かなりケチですね．もう1つ，考えてみましょう．
> ② 日本の12歳人口は約100万人です．この中から一番の学業成績者が選ばれたとすると，その人は1 ppm相当の厳しい競争率で1位になったことになります．すごい天才ですね．

2）フッ素の発見

　フッ素（fluorine，フローリン）という用語は元素名です．メンデレーエフ（Mendelejev）の元素の周期表（図2）では原子番号9に元素記号Fのフッ素が位置しています．フッ素はハロゲン族に属している元素です．最も大きな電気陰性度を持ち，化学的反応性が高いという特長があります．

　むし歯予防に使われるフッ化物はフッ化ナトリウムに代表されるように，水に溶けるとフッ化物イオンとなる無機化合物です．一方，よく見聞きするフライパンのテフロン加工などのフッ素樹脂，自動車のバンパー等のフッ素加工，あるいはオゾン層の破壊の原因といわれるフロンガスに含まれるフッ素の化合物は，水に溶けない有機化合物であり，両者の性質

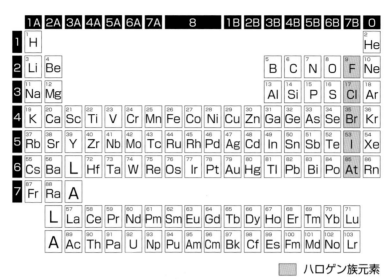

図2　元素の周期表

は著しく異なる点に注意する必要があります.

　1886年,フランスの化学者で,パリ大学の薬理学教授アンリ・モアッサン(Henri Moissan)によって初めて元素として単離されました.この功績により,1906年,モアッサン教授は「フッ素の研究と分離,およびモアッサン電気炉の製作」でノーベル化学賞を受賞しています.

3) フッ素の吸収・排出

　フッ素は人体を構成する13番目に多い元素です.歯や骨に沈着しやすい性質から,体内に存在するフッ素の約99%が骨格系に存在します.食事をして体内に入ってきたフッ素は,必要量だけが臓器に吸収・利用され,残りは24時間以内に体外に排出されます(図3)[10].ただし成長期の子どもでは,強い骨や歯を作ることにフッ素が利用されるため,排出量は成人より少なくなります.

4) フッ素は有益な栄養素

　フッ素は「ヒトの歯,骨の正常な発育に有益な元素」とされ,成人では1日あたり1.5〜3mgの摂取が推奨されています.米国学術研究会議の食品栄養審議会は,「フッ素はむし歯を抑えることのできる有益な栄養素である」との見解を示し,またWHOやFAO,米国食品医薬品局(FDA)もフッ素は身体に有益な栄養素と位置づけています.

　さらに米国やオーストラリア,ニュージーランドでは国の医学専門機関が,栄養素としての見地からフッ化物の摂取基準量として,目安量(AI:Adequate Intake)と上限量(UL:Upper Intake Level)を設定しています[11,12].AIは適正摂取量に相当するもので,中等度以

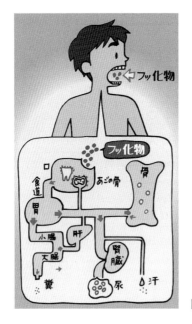

(田浦勝彦ほか：フッ素の上手な使い方，
口腔保健協会，東京，2009，p.33 より)
図3　フッ化物の摂取と排泄

上の歯のフッ素症を発現することなく，歯の健康を守るために必要な摂取量で，1日，体重1 kg あたり0.05 mg と設定されています．また，UL は，問題となる異常（中程度以上の歯のフッ素症）や健康に悪影響を及ぼさない最大摂取量で，8歳未満の小児においては，1日，体重1 kg あたり0.10 mg に設定されています．なお，成人の場合は歯のフッ素症のリスクとならないことから，骨フッ素症が生じないレベルとしてUL は10 mg/日・人となっています．わが国においても日本口腔衛生学会と日本歯科医学会が，国際基準に沿ってライフステージに応じた年齢別フッ化物摂取基準を作成し公表しています（**表1**）[13]．

ところが，別の機関からは異なる基準が提示されることがあります．2012年5月にわが国の食品安全委員会に設置された化学物質・汚染物質専門調査会が示した「清涼飲料水評価書」には，フッ素の栄養学的特性をふまえない審議結果が見られます．その文章には「…（中略）したがって，フッ素について非発がん毒性に関する耐容1日摂取量（TDI）を算出することが適切であると判断した．…（中略）米国での12〜14歳の子ども5,800人を対象とした疫学調査にも基づいて，（悪い）影響の出なかった（飲料水フッ化物）濃度1.0 ppm を根拠として，子どもの体重を20 kg，1日の飲水量を1 L とすると，無毒性量（NOEL：No Observed Adverse Effect Level）は0.05 mg/kg 体重/日となる．この値は感受性の高い集団を対象としたものであり，不確実係数を適応することなく，TDI とみなすことができる．以上からフッ素のTDI を0.05 mg/kg 体重/日と設定した」とあります．ここにはフッ化物の適正摂取量という概念がみられません．

そもそも TDI とは摂取ゼロを理想とする食品添加物，環境汚染物質などに用いられる摂取

表1 ライフステージに応じたフッ化物摂取基準

年齢	フッ化物 (mgF/日)					
	男			女		
	目安量 (mg)	上限量 (mg)	基準体重 (kg)	目安量 (mg)	上限量 (mg)	基準体重 (kg)
0-5（月）	母乳栄養児 0.01	0.66	6.6	母乳栄養児 0.01	0.61	6.1
0-5（月）	人工栄養児 0.33	0.66	6.6	人工栄養児 0.31	0.61	6.1
6-11（月）	0.44	0.88	8.8	0.41	0.82	8.2
1-2（歳）	0.60	1.19	11.9	0.55	1.10	11.0
3-5（歳）	0.84	1.67	16.7	0.80	1.60	16.0
6-7（歳）	1.15	2.30	23.0	1.08	2.16	21.6
8-9（歳）	1.40	2.80	28.0	1.36	2.72	27.2
10-11（歳）	1.78	6.0	35.5	1.79	6.0	35.7
12-14（歳）	2.50	6.0	50.0	2.28	6.0	45.6
15-17（歳）	2.92	6.0	58.3	2.50	6.0	50.0
18-29（歳）	3.18	6.0	63.5	2.50	6.0	50.0
30歳以上	3.40	6.0	68.0	2.64	6.0	52.7

注1：年齢層の区分は日本人の食事摂取基準（2005年版）に依拠している．
注2：母乳栄養児は母乳中フッ化濃度が0.01 ppm（中央値）であり，摂取量1,000 mlとして算出した．
（日本口腔衛生学会 フッ化物応用委員会編：フッ化物応用の科学，口腔保健協会，東京，2010，p.38 より）

基準で，フッ化物のような栄養素に適応する概念ではないのです．さらに，0.05 mg/kg体重/日は，米国の専門委員会（INSTITUTE OF MEDICINE）が策定した適正摂取量基準（AI）の数値であり，人にとってはそれ以上摂取してはいけない基準（NOEL）や耐性量を示すTDIの数値ではありませんでした．同じ米国小児対象の疫学調査を根拠にしているものの，日本の食品安全委員会報告はきわめて不合理な論旨で策定されていると考えざるを得ません．

このような問題が起きる背景として，わが国にはフッ化物を栄養とする考え方が認知されていないと考えられます．よって，今後の食品摂取基準の設定には，わが国でも欧米豪並みのフッ素ついての目安量と上限量が設定されることを期待したいと思います．

3 近代における四大公衆衛生施策の1つ

1）公衆衛生とは

公衆衛生とは，「地域ぐるみで組織的に皆の健康を皆で守る」ことです．19世紀半ば以降，公衆衛生機関によって行われてきた主要な公衆衛生活動の1つに，飲用水の塩素を用いた殺菌処理があります．この浄水処理によって，アメーバ赤痢，コレラ，病原性の下痢（O-157感染症），ランブル鞭毛虫症，A型肝炎，レプトスピラ症，パラチフス，住血吸虫症，腸チ

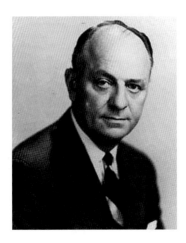
図4　ルター・テリー

フスなどの多くの疾患を防いでいます．
　1961〜1965年に米国衛生局長官を務めたルター・テリー（Luther Terry）（図4）は，この上水道の塩素処理による消毒のほか，牛乳の低温殺菌処理，予防接種とともに水道水フロリデーションを「近代の四大公衆衛生施策」の1つにあげて讃えています．これらの四大公衆衛生施策について，わが国の現状を調べてみましょう．

2) 上水道の塩素処理による消毒

　わが国でも，塩素の殺菌作用を利用する水道水の塩素処理方法は広く活用されています．公共的に安全な水を供給するために，濾過された水に塩素を0.2〜0.5 ppm注入して消毒を行い，末端管末における遊離残留塩素量は0.1 ppm以上を保つように義務づけられています．塩素消毒は1921（大正10）年，東京と大阪で始まりましたが，全国に広く普及したのは戦後になってからです．これによって，コレラ・赤痢・腸チフスなどの水系伝染病や乳幼児死亡率が大きく減少しました．
　伝染病の予防が「生水を飲むな，生ものを食べるな，火を通せ」というような個人の努力に任されていた時代から，組織された地域社会の努力を通してすべての地域住民の健康を守る環境づくりを考えるようになった，具体的成功事例です（図5）．

3) 牛乳の低温殺菌処理

　牛乳の低温殺菌処理は酪農先進国では常識ですが，日本ではわずか数％です．19世紀フランスの細菌学者ルイ・パスツール（Louis Pasteur）はワインの異常発酵を防ぐために，50〜60℃で数分間加熱すると，その品質を損なうことなくワインを腐らせる有害菌を殺すことができるとの事実を明らかにしました．この原理を応用して，牛乳については63℃で30分間の低温処理を行うと，悪玉菌であるチフス，赤痢菌等はすべて死滅することが明らかにされ

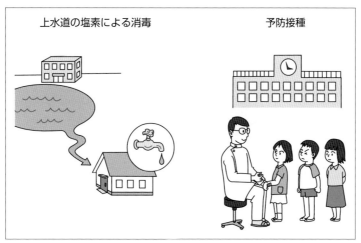

図5　代表的な公衆衛生施策（水の塩素処理と予防接種）

ました．この方法をパスチャリゼーション（pasteurization）といいます．

　しかし，日本の牛乳の殺菌方法は120〜130℃，2〜3秒の超高温処理が大半を占め，良質の蛋白質の変性を来たします．悪玉菌だけでなく，善玉菌も死滅させます．したがって，超高温処理牛乳を用いてチーズを作ることはできません．熟成に役立つ牛乳中の微生物を死滅させてしまうからです．牛乳の殺菌処理に関して，日本は総じて世界の常識からかけ離れています．

　1997年に出版された平澤正夫著『日本の牛乳はなぜまずいのか』（草思社）では，日本において低温殺菌乳，すなわちパスチャライズド牛乳が低調な理由を含めて，日本の乳文化の後進性を指摘しています．

4）予防接種

　さらに，世界の常識が日本に通用しない公衆衛生施策として予防接種ワクチンをあげることができます．例としてインフルエンザ対策をみると，欧米諸国においては特に高齢者などハイリスク（インフルエンザにかかりやすい）な人たちには公的支援のもとに予防接種を進めていますが，日本では「手洗いとうがい」対策が主で，ワクチンへの関心は薄いのです．予防接種の副作用が必要以上にクローズアップされ，かつインフルエンザ予防接種の効果に対する懐疑論が先行していることによります．

　しかしここ数年，わが国でもハイリスクの高齢者と子ども，医療従事者のインフルエンザワクチンの接種については任意接種から定期接種になるなど，改善の兆しがみられます．もちろん，予防接種についても安全性が優先されることはいうに及びません．きちんとした科学的な検証に基づく安全性の見地から，人びとにその有益性を還元すべきです（図5）．

5）公衆衛生からみた水道水フロリデーション

ここでは，公衆衛生の視点からみたフロリデーションの特長を列挙したいと思います．

(1) 社会的に公平であり，対象地域の人びとの誰もが恩恵を受けることができること．
(2) 地域住民が至適フッ化物濃度に調整された水を飲用することにより，何ら意識することなく（飲用の都度の動機づけは要らない）継続的なむし歯予防効果が得られること．
(3) 予防接種のプログラムと異なり，受益者はある特定の場所に足を運ぶ必要がないこと．
(4) 医療専門家の高価なサービスを必要としないこと．
(5) 薬のように毎日の服用時間や回数を覚えておく必要のないこと．
(6) 飲用の際に味も臭いもないこと．

このようにフロリデーションは，すべての人びとにとって，小さな努力で，確かな効果が得られる方法です．まさに理想的かつ典型的な公衆衛生介入の事例といえましょう．このため，WHO，国際歯科連盟（FDI）はじめ150以上の専門機関は水道水フロリデーションの安全性と有効性を保証して支持しています．なかでも，WHOは1969年以降，計3回にわたり，加盟国に水道水フロリデーションを含むフッ化物利用方法の実施を勧告しました[14〜16]．また，わが国でも厚生労働省，日本歯科医師会，日本歯科医学会，日本口腔衛生学会は水道水フロリデーションを支持する声明を出しています[17〜22]．

4 疫学研究に導かれた発見

水道水フロリデーションは，天然に適量のフッ化物を含む飲料水で暮らしている人びとにむし歯が少ないという疫学的事実から導き出されたむし歯予防方法であり，実験室における試験管操作や動物実験を基にして開発された方法ではありません．この節では，疫学について述べ，コレラと脚気を例に疫学の成果をみていきます．

1）疫学とは

疫学とは「人間社会の疾病や健康に関する事がらを調査して事実を記述し，それに関与する要因を明らかにし，ひいては疾病の予防や健康の増進に寄与しようとする学問」です．水道水フロリデーションを疫学の方法から次の3段階に分けることができます（詳細については第9章を参照）．

(1) 記述疫学：コロラド褐色斑（いわゆる斑状歯）の発見とその分布調査
(2) 分析疫学：飲料水中フッ化物イオン濃度と歯のフッ素症（いわゆる斑状歯）および，むし歯との関係の分析から，至適フッ化物イオン濃度を1 ppmと決定
(3) 介入研究：水道水フロリデーションの導入によるむし歯予防効果の証明

疫学が病気予防に大きな力を発揮した公衆衛生業績として，次に述べるコレラの感染拡大

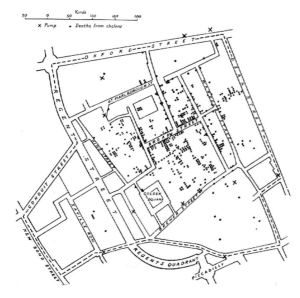

図6　ジョン・スノーのコレラ調査地図
（1854年）

を食い止めたブロード・ストリート事件があります．

2）ジョン・スノーと水系伝染病コレラのロンドンブロード・ストリート事件

　19世紀半ば，英国にコレラが蔓延し，コレラは空気感染すると考えられ恐れられていました．しかし，ロンドンの町医者ジョン・スノー（John Snow）は，同じ流行地域でも患者が出る家がとびとびであることに気づき，空気感染説に疑問を持ちました．そこで彼は疫学的調査を行い，コレラ発生地図を作成しました（**図6**）．その結果，特定の給水地区に患者が多いことを発見し，「汚染された水を飲むとコレラになる」という「経口感染仮説」を立てて，共同給水栓の使用を禁止しました．こうした防疫活動によって，コレラの沈静化を成し遂げたのです．

　これは，1884年にロベルト・コッホ（Robert Koch）がコレラの病原体を発見する30年前でした．ジョン・スノーの疫学的研究は，感染源・感染経路の解明という疫学的手法により，病原体が不明であっても感染症流行を止めることができることを明らかにした屈指の業績となりました．さらに，日本でも19世紀末に，疫学的研究により脚気を予防した例があります．

3）海軍カレーと脚気予防

　ノンフィクション作家の吉村　昭著の『白い航跡（上・下）』（講談社文庫，1994）には，明治時代初頭に脚気の撲滅に尽力した海軍軍医総督・高木兼寛の生涯が描かれています．脚気はだるくて疲れやすい，手足のしびれ，動悸，食欲不振，足のむくみなどの症状があり，重篤になると心臓機能の低下と脚気衝心の併発により死に至る病です．明治初頭，この病気

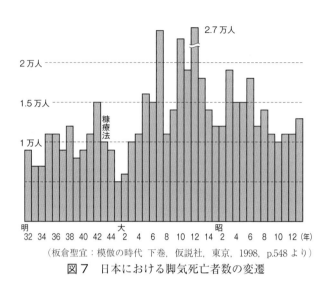
（板倉聖宣：模倣の時代 下巻，仮説社，東京，1998，p.548 より）
図7 日本における脚気死亡者数の変遷

は「国民病」といわれていました．大正期の年間脚気死亡者数が最大2万7,000人となり，昭和初期には1万人以上の死亡者数で推移しました（**図7**）[23]．

　陸軍・海軍においても軍人の病死原因の第1位であり，海軍軍医であった高木兼寛にとっても，脚気の予防は喫緊の課題でした．高木は西洋式の食事を摂る士官には脚気が少なく，米食中心の下士官兵に多いことから，食事にその原因があると考えました．しかし当時，脚気の原因究明に多くの日本の研究者が諸説を開陳しましたが，高木の栄養障害説は受け入れられませんでした．

　そこで高木は，1884（明治17）年，海軍の練習艦「筑波」（**図8**）の航海で，脚気の予防実験を行いました．これまでの米食中心の兵食を改めて，肉類，魚類，牛乳，果物，野菜や缶詰などを導入したのです．その結果，「筑波」の287日間の航海では333名の乗組員に1人の脚気死亡者も出さなかったのです（脚気患者延べ16名，約4.8％）．介入研究の成果でした．この成果を基に，海軍での脚気患者は下火となりました．ちなみに有名な「海軍カレー」は，栄養のバランスをとるために高木が導入したメニューです．海軍内の脚気の解消に役立ちました．高木は白米食が脚気を誘発すると考え，パンを主食にしようとしましたが，下士官兵にパン食は不評だったため，のちに海軍兵食は麦飯に変更されました．

　一方，陸軍の方は相変わらず脚気に苦しめられました．陸軍軍医総督の森林太郎（森　鴎外）は脚気の原因として細菌説を唱えて麦飯の支給に反対し，白米食に固執しました．その結果，陸軍は日清・日露戦争時にも多数の脚気死亡者を出すことになりました．日露戦争では陸軍の戦死者約47,000人のうち，脚気死亡者が約27,800人を占めました．戦地に白米食を送り続けた悲劇的な結末でした．

　20世紀の初頭にビタミンが発見され，後に脚気の原因はビタミンB1の欠乏であると特定

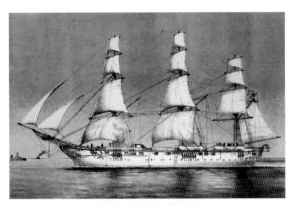
図8　練習艦「筑波」

されました．それ以前に，高木兼寛は「筑波」の航海で介入研究を行い，脚気の予防に成功したのです．これは日本の疫学のはしりであり，高木は日本の疫学の父とも呼ばれています．また，欧米においてビタミン研究分野での彼の評価は高く，その功績を讃え，南極大陸には「高木岬」と命名された地があります．

5　水道水フロリデーションの特長

　この章のまとめとして，水道水フロリデーションの特長について述べます．
　フロリデーションは，自然から学んだ安全度の高いむし歯予防手段です．しかも，地域のすべての人びとに平等かつ公平に歯の健康を守る，健康格差を縮減できる公共的なむし歯予防方法です．そのため，米国疾病管理センター（CDC）は20世紀における10大公衆衛生業績の1つにフロリデーションをあげています[24,25]．老若男女，障がいの有無に関わらずむし歯予防効果があり，しかも簡便に利用できます．また，経済的にも安価で実施でき，生涯を通じたむし歯予防の効果があります．

1) 社会的平等と公平

　フロリデーションの社会経済面からの研究によれば，社会経済的に恵まれない階層の人ほどむし歯が多いことがわかっています．これらの人たちはむし歯予防知識も乏しく，予防指導を受ける機会も少ないのが現実です．フロリデーションは生活の違い，年齢の違い，身体障がい者，要介護者を含めすべての人に平等に予防することができます[26,27]．
　オーストラリアの研究報告では，社会経済的に恵まれない層がフロリデーションのより大きな利益を受ける結果が得られています[28]．社会経済階層別に高い層と低い層の子どものむし歯を比較したところ，フロリデーションが行われていない場合には収入，教育と職業の違

いによって，社会経済の高い層は低い層より著しくむし歯が少ない結果が得られています．ところが，フロリデーションが生後から100％利用された地区の社会経済階層間にはむし歯の数の差はほとんどありませんでした．同様な社会経済面からの研究成果が英国や韓国において報告されています（p.66, 98参照）．明らかにフロリデーションは平等で公平な社会政策として，すべての人びとの歯の健康づくりに有益です．

2）高い安全性

　フロリデーションは，1945年に米国ミシガン州のグランド・ラピッズで実施されて以来，2017年現在72年を超える実績の歴史があり，今もなお継続実施され普及拡大しています[29]．さらに，有史以来，地球上には飲料水中に微量のフッ化物が含まれ，むし歯予防に有効な1ppm程度のフッ化物を含む地域は世界各地に存在していました．そこでは，人びとが健康に暮らしてきた長い歴史があります．

　国際的には，WHO，FDI，および米国をはじめとする多くの国々の研究機関，政府保健局はフロリデーションの安全性を認め，フロリデーションを推奨しています[30〜35]．米国研究評議会は信頼できる科学的な根拠に基づいて，フロリデーションは全身の健康面に悪影響を与えないと述べています．フロリデーションが癌の原因にならない，腎臓病の原因にならない，骨の病気の原因にならないという結論を出しました．70年以上にわたる繰り返し行われた数多くの研究の結果，フロリデーションは安全であると証明されています[36〜38]．

　近年のフロリデーション装置は，コンピュータによるフィードバック制御により，24時間の監視体制下で，高い精度のフッ化物イオン濃度の調整管理（0.05 ppm）が可能です．したがって，万が一，事故が生じた場合にはフッ化物の供給が一時的に停止されるようになっており，装置の面からの安全性も確保されています[39,40]．

3）簡便性

　フロリデーションは皆の税金で整備された水道施設で，浄水場においてフッ化物濃度を最適に調整する公共手段です．フロリデーション水を飲んだり，フロリデーション水で調理された飲食物を摂ることでむし歯が予防できるという恩恵を受けることができます．地域のすべての人びとがこれほど簡単に利用できるむし歯予防方法は他にありません．

4）経済性・費用対効果

　フロリデーションは安価でむし歯を防ぐことができる方法です．かかる費用は，地域の人口の多さや使用フッ化物の種類などで異なりますが，米国全体の平均では1人あたり年間50セント（日本円で約50円）と推定されています．人の平均寿命を80歳として計算すると，約4,000円で生涯を通じたむし歯予防ができます．人口2万人の地域を対象とした研究では，

むし歯が減って治療の必要性が少なくなったため，毎年1人あたり19ドル（約1,900円）が節約されたことがわかりました．経済的に節減効果の高いむし歯予防方法です[41,42]（第5章参照）．

5）生涯を通じた効果的なむし歯予防

かつては，むし歯は子どもの病気であるといわれていました．そのため，フロリデーションも子どもにしか効果がないので，成人と高齢者にとって無駄であるという意見がありました．米国では初期のフロリデーション導入時に高齢者は反対していました．納税者としての意識が強い米国では，高齢者に恩恵をもたらさない水道水フロリデーションは不要であり，税金の無駄遣いであると考えられたからです．ところが，高齢者にもフロリデーションの有効性を示す研究成果が発表され，現在ではすべての年齢層にフッ化物が必要であるという考え方が常識となっています（第2章参照）．すなわち，口の中に歯があればむし歯の危険にさらされ，その結果むし歯が発生します．たとえ精巧なむし歯の治療をしても二次的なむし歯発生の危険性は残ります．また，成人期以降，高齢になるにつれて歯肉が退縮し，歯根面にむし歯が発生するという厄介な状況に陥ります．ことに，高齢者で薬を飲んでいる人は，唾液の分泌が悪くなりむし歯になりやすい状態となります．このような高齢者にフロリデーションは大きな効き目があります．つまり，フロリデーションは子どもから高齢者まですべての人びとのむし歯予防に効果的です．

6）拡散効果

個人で行うむし歯予防方法は，個人のみが恩恵を受けます．それに対して，フロリデーションは水道の給水全域に恩恵をもたらします．さらに，フロリデーションで作った清涼飲料水や食品がフロリデーションを行っていない地域にいきわたると，それらを飲食した人びとにむし歯予防効果が現れます．これを拡散効果といいます[43〜46]．大都市を中心に給水人口の74.4％，2億人余の国民にフロリデーションが普及した米国（2014年）では，フロリデーションが行われていない地域に拡散効果が現れて，国全体としてむし歯の減少をきたしています．日本のようなフロリデーションを始めとするフッ化物利用の進んでいない国では，水道水が最適なフッ化物濃度に調整されれば，1950〜1970年代の世界の国々のように，約60％のむし歯予防効果が現れるものと推定されます（p.23, 24参照）．

文　献

1) Roy C Page（三木靖夫訳）：歯科学研究—歯科臨床への貢献．歯界展望 87：1075-1092, 1996.
2) 田浦勝彦ほか：禍を転じて福となした国—ニュージーランドの歯科保健医療の歴史から学ぶ．歯界展望 90（2）：473-484, 1997.

3) 小林清吾ほか訳：NIDR 物語　水道水フッ素化物語．The Quintessence 9（12）：30-33，1990．
4) Horowitz HS：The Great Role of Fluoride in Dental Health，第24回むし歯予防全国大会布告集，2001，p.5-8．
5) NPO法人日本むし歯予防フッ素推進会議編：フロリデーション・ファクツ2005—正しい科学に基づく水道水フッ化物濃度調整—．口腔保健協会，東京，2006，p.7，8．
6) 日本口腔衛生学会フッ化物応用研究委員会編：フッ化物応用と健康—う蝕予防効果と安全性—．口腔保健協会，東京，1998，p.111．
7) 矢野経済研究所：プレリリース健康食品に関する調査を実施（2017年）http://www.yano.co.jp/press/press.php/001644（accessed December 11, 2017）
8) 日本口腔衛生学会フッ化物応用研究委員会編：フッ化物応用と健康—う蝕予防効果と安全性—．口腔保健協会，東京，1998，p.15．
9) 日本口腔衛生学会フッ化物応用委員会編：フッ化物応用の科学．口腔保健協会，東京，2010，p.36．
10) 田浦勝彦ほか：フッ素の上手な使い方．口腔保健協会，東京，2009，p.33．
11) INSTITUTE OF MEDICINE, DIETARY REFERENCE INTAKES for Calcium, Phosphorus, Magnesium, and Fluoride, NATIONAL ACADEMY PRESS, Washington, D.C., 1997, p.301-313.
12) National Institute and Medical Research Council, Nutrient Reference Values for Australian and New Zealand Including Recommended Dietary Intakes, 2017, p.165-170.
13) 日本口腔衛生学会フッ化物応用委員会編：フッ化物応用の科学．口腔保健協会，東京，2010，p.38．
14) WHO：Fluoridation and dental health. World Health Organization（WHA22.30）；July23, 1969.
日本語訳：日本歯科医師会訳：世界保健機関（WHO）第22回総会における上水道フッ素化の決議及びその審議記録（1969年7月23日），1970．
15) 日本歯科医師会訳：WHO 第28回総会事務総長報告（1975年5月29日）フッ化物添加と歯科衛生，1975．
16) 日本歯科医師会訳：WHO 第31回総会フッ化物とう蝕予防（1978年5月24日），1978．
17) 日本歯科医師会：フッ化物に対する基本的見解，1971．
18) 日本口腔衛生学会：上水道弗素化推進に関する見解についての答申書．口腔衛生会誌 22：438，1972．
19) 日本歯科医学会医療環境問題検討委員会フッ化物検討部会：「フッ化物応用についての総合的な見解」に関する答申，1999．
20) 厚生労働省歯科保健課：水道水へのフッ化物添加について（厚生省健康政策局歯科保健課と生活衛生局水道環境部との合意文書），2000年12月6日．
21) 日本歯科医師会：フッ化物応用（水道水へのフッ化物添加）に関する見解，2000年12月21日．
22) 日本口腔衛生学会：今後のわが国における望ましいフッ化物応用への学術的支援，2002年9月13日．
23) 板倉聖宣：模倣の時代 下，仮説社，東京，1998，p.548
24) Centers for Disease Control and Prevention：Ten Great Public Health Achievements—United States, 1900-1999, MMWR 48（12）：241-243, 1999. http://www.cdc.gov/mmwr/preview/mmwrhtml/00056796.htm（accessed October 30, 2012）
25) CDC：Achievements in Public Health, 1900-1999：Fluoridation of Drinking Water to Prevent Dental Caries 48（41）：933-940, 1999. http://www.cdc.gov/mmwr/preview/mmwrhtml/mm4841a1.htm（accessed October 30, 2012）
26) Burt BA, Eklund SA：Dentistry, dental practice, and the community 6th ed, Philadelphia, Pennsylvania,

WB Saunders Company, 2005, p.326-346.
27) Burt BA：Fluoridation and social equity. J Public Health Dent 62：195-200, 2002.
28) Riley JC, Lennon MA, Ellwood RP：The effect of water fluoridation and social inequalities on dental caries in 5-year-old children. Int J Epidemiol 28（2）：300-305, 1999.
29) CDC：2010 Water Fluoridation Statistics. http://www.cdc.gov/fluoridation/statistics.htm（accessed October 30, 2012）
30) WHO：Fluorides and human health. Monograph series on 59. Geneva, Switzerland, 1970.
31) World Health Organization：Fluorides and oral health. Report of a WHO Expert Committee on Oral Health Status and Fluoride Use. WHO Technical Report Series 846. Geneva, Switzerland, 1994.（日本語訳；高江洲義矩監修：フッ化物と口腔保健（日本語訳）—WHOのフッ化物応用と口腔保健に関する新しい見解—．一世出版，東京，1995, p.25-30）
32) FDI（国際歯科連盟）：FDI第52回年次総会上水道弗素化決議，1964.
33) FDI Policy Statement：Promoting Dental Health Through Water Fluoridation, 2008.（NPO日F：FDI声明；水道水フロリデーションによる歯科保健の推進．NPO日F通信　No.32, p.4, 2010.）
34) ADA（米国歯科医師会）；Fluoridation Facts, 2005, p.68.（日本語訳；NPO法人　日本むし歯予防フッ素推進会議編：フロリデーション・ファクツ2005—正しい科学に基づく水道水フッ化物濃度調整—．口腔保健協会，東京，2006, p.82.）
35) Royal College of Physicians of London：Fluoride, teeth and health. A report and summary on fluoride and its effect on teeth and health. Pitman Medical, London, 1976.（日本語訳；堀井欣一：フッ素と歯と健康，学建書院，東京，1977.）
36) US Department of Health and Human Services, Public Health Service：Review Fluoride；benefits and risks. Report of the Ad Hoc Subcommittee on Fluoride, Washington, DC, February, 1991.
37) National Research Council：Health effects of ingested fluoride. Report of the Subcommittee on Health Effects of Ingested Fluoride. Washington, DC, National Academy Press, 1993.
38) US Department of Health and Human Services, Public Health Service.：Facts on the ATSDR toxicological profile for fluorides, hydrogen fluoride, and fluorine. CDC Atlanta, GA, May 15, 1988.
39) US Department of Health and Human Services, Centers for Disease Control, Dental Disease Prevention Activity：Water fluoridation；a manual for engineers and technicians. Atlanta, September, 1986.
40) CDC：Engineering and administrative recommendations for water fluoridation. MMWR 44（No. RR-13), 1995.
41) Garcia AL：Caries incidence and costs of prevention programs. J Public Health Dent 49（5）：56-71, 1989.
42) Griffin SO, Jones K, Tomar SL：An economic evaluation of community water fluoridation. J Public Health Dent 61（2）：78-86, 2001.
43) Hargreaves JA：The level and timing of systemic exposure to fluoride with respect to caries resistance. J Dent Res 71（5）：1244-1248, 1993.
44) Ripa LW：A Half-century of Community Water Fluoridation in the United States：Review and Commentary. J Public Health Dent 53（1）：17-44, 1993.
45) Lervis DW, Banting DW：Water fluoridation；current effectiveness and dental fluorosis. Community Dent Oral Epidemiol 22：153-158, 1994.

46) Griffin SO, Gooch BF, Lockwood SA, Tomar SL：Quantifying the diffused benefit from water fluoridation in the United Nations. Community Dent Oral Epidemiol 29：120-129, 2001.

「フッ素とフッ化物」

　"フッ素でむし歯予防"という言葉をテレビや新聞・雑誌などで目にする機会が増えています．既にむし歯予防におけるフッ素は市民権を得たといえるのかもしれません．ところが診療室や講演会などで，フッ素を"フッ化物"と表現すると，何か未知の物質のような印象を与えるのか，不安そうな表情を浮かべて，その違いについて尋ねる人がいます．そんな時は，ともすれば混同して使われる2つの言葉のそれぞれの意味をわかりやすく伝える必要があります．

　まず正確に理解するためには，中学時代の［理科］や高校時代の［化学］の教科書の"カルシウム（Ca）"とか"鉄（Fe）"といったアルファベットが縦横にならんだ周期表を思い出すことが必要かもしれません．アルファベットの一つひとつは"元素"とよばれており，これ以上小さくできない物質の"元"の"素"を表しています．例えばH_2O（水）は元素の"酸素（O）"と"水素（H）"で構成されていることは理科が苦手だった人でも覚えているでしょう．その周期表のなかにある元素の1つが"フッ素（F）"なのです．一方，"フッ化物"というとフッ素と他の元素が結合した化合物を表します．むし歯予防に用いるフッ化物は水に溶けてイオンを生ずる化合物で，水に溶けたフッ化物はイオンとなりますが，このフッ化物イオンもフッ化物の仲間といえます．

　この関係をもっとわかりやすく理解するために"塩素"と"塩化物"を例としてみます．"塩素（Cl）"は単体の元素であり，"塩化物"は他の元素と結合した物質，化合物ということになります．私たちが毎日摂取する塩化物である食塩は塩素（Cl）とナトリウム（Na）が結合したもので塩化ナトリウム（NaCl）という塩化物です．もちろんフッ化ナトリウム（NaF）と塩化ナトリウム（NaCl）は異なる性質をもった物質です．理解すべきことは"フッ素"と"フッ化物"の関係性と"塩素"と"塩化物"の関係性は同様だということです．

　本来"フッ素"は単体で存在することができない元素です．一方"フッ化物"は結合する相手によって激しい性質の化合物になったり，おとなしい性質の化合物になったりと変化します．おとなしい性質の代表的な化合物に，ナトリウム元素（Na）と結合した"フッ化ナトリウム（NaF）"があり，歯磨剤や洗口剤の中にフッ化物のかたちで添加され，活用されています．また，水道水フロリデーションの場合は，水にごく微量のフッ化物イオンとして溶けた状態で存在し，体に吸収されると歯や骨の栄養素として役立つのです．

（浪越建男・小林清吾）

第2章
水道水フロリデーションの有効性

1 初期の水道水フロリデーション導入後の有効性

フロリデーションのむし歯予防効果は確証済みですが，その抑制率には変化があります．その最大の理由としては，フロリデーションとそれ以外のフッ化物利用方法が広がったことによります．20世紀の水道水フロリデーション導入から，有効性をみていきます．

1945年に，世界初の水道水フロリデーション都市グランドラピッズで，抑制率50%を超える大きなむし歯予防効果が認められました[1]．同時期に実施したフロリデーション都市でも，同様の効果が得られました（表2）．

イリノイ州エヴァンストンでは，フロリデーション開始直後の1946年と14年後の1959年の12~14歳児のむし歯数を比べると，48%減少しています．またフロリデーション開始14年後の14歳児のむし歯数は，対照のオークパークよりも57%も少なく，またカナダのブラントフォードでも，同じ成果が得られました[2]．ニューヨーク州ニューバーグでは，フロリデーション開始15年後（1960年）に，13~14歳児のむし歯数を，対照の同州キングストンと比べると70%も少なくなっています[3,4]．このように，水道水フロリデーションを導入した各都市ではいずれも，むし歯はおおよそ半減しました．

表2 初期の水道水フロリデーション（米国，カナダ）研究における永久歯むし歯予防効果

地区	年齢（歳）	調査年度	平均DMF歯数	差(%)	平均M歯数	差(%)
グランドラピッズ（F）	12-14	1944-45	9.58		0.84	
		1959	4.26	−55.5	0.29	−65.6
エヴァンストン（F）	12-14	1946	9.03		0.19	
		1959	4.66	−48.4	0.06	−68.4
サルニア（非F）	12-14	1955	7.46		0.75	
ブラントフォード（F）		1955	3.23	−56.7	0.22	−70.7
キングストン（非F）	13-14	1960	12.46		0.92	
ニューバーグ（F）		1960	3.73	−70.1	0.10	−89.1

注：いずれの地区（F）も，1945-1946に水道水フッ化物濃度調整が開始された．
（Blayney JR, et al：JADA 74（2）（Spec Iss）：1967, Ast DB, et al：JADA 65：1962. より）

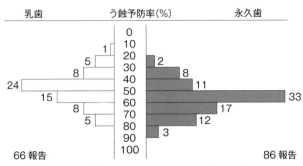

（Murray JJ：Caries Res 27（Suppl 1）：1993. より）

図9　水道水フロリデーションにおける乳歯と永久歯のむし歯予防効果

表3　フロリデーション地域でのむし歯減少率

乳歯列	30〜60%
混合歯列（8-12歳，乳歯と永久歯からなる）	20〜40%
永久歯列（14-17歳）	15〜35%
永久歯列（成人，高齢者）	15〜35%

（Newbrun E：J Public Health Dent 49（5）：1989. より）

2　水道水フロリデーションの有効性に関する研究成果

1）マレーらによるフロリデーションに関する研究成果の分析

　マレー（Murray）らは，1959〜1970年代に発表された23カ国の113（そのうち59は米国の研究データ）のフロリデーション研究の分析を行いました[5]．彼らは乳歯についての66研究と永久歯の86研究の各々について，フロリデーションの有効性を分析しました．図9のむし歯の抑制率の分布から，観察された効果の最頻値は乳歯で40〜49%であり，永久歯あるいは成人の歯で50〜59%でした．よって，むし歯をほぼ半減させる成績でした．

2）ニューブランによるフロリデーションに関する研究成果の検討

　ニューブラン（Newbrun）は1967〜1987年に行われたフロリデーション研究成果を分析して，フロリデーション地域での年齢群ごとのむし歯の減少率を示しています[6]．乳歯列で30〜60%，永久歯列で15〜35%と，マレーらの研究成果の分析よりもやや低めのむし抑制率でした（表3）．これには拡散効果と希釈効果が関係しているものと考察しています（p.23〜25参照）．

3 乳歯のむし歯に対する水道水フロリデーションの予防効果

乳幼児に早期に発現する代表的なむし歯としていわゆる「哺乳瓶むし歯」があります．社会経済的に恵まれない集団の乳幼児に認められ，早期発症型の乳幼児むし歯（Early childhood caries：ECC）といわれています．

1990年代前半の英国の研究によると，平均で5歳児の水道水フロリデーションによるむし歯抑制率は44％と推定されました．社会経済的に恵まれない地域の子どもではフロリデーションの効果がより大きくなり，平均54％であったことが示されました．フロリデーションは，特に社会経済状況の低い階層に属する乳幼児のむし歯予防にきわめて効果的なのです[7,8]．とりわけ乳幼児にとって，フロリデーションは歯科治療の苦痛を回避できる最も有効なむし歯予防手段です．

米国国立衛生研究所（NIH）は，2001年に「生涯を通したむし歯の診断と管理」についてのコンセンサス会議を開催しました．その会議の結論として出された声明の一部として，「水道水フロリデーションは乳歯のむし歯予防の効果的かつ最も重要な方法として広く容認されている」と述べています[9]．

4 成人と高齢者に対するむし歯予防効果

当初，水道水フロリデーションは子どものむし歯予防の手段として考えられていたので，成人と高齢者にとっても有益であるかという研究はほとんど行われていませんでした．ところが，1950年代半ばまでには，水道水フロリデーションが成人と高齢者のむし歯予防に有益であることが明らかになってきました．

フロリデーションの初期段階で，マッケイ（McKay）は成人にもフロリデーションが有効であることを認識していました．彼の開業地である天然のフロリデーション地域のコロラド・スプリングスで生まれ育った成人はむし歯の経験歯数が，フッ化物濃度の低い地域であるボルダーの成人に比べて60％も少なかったのです[10]．その後の研究で，フロリデーションは子どもと同様に，成人と高齢者の歯の健康にも有益であることがわかってきました[11]．

高齢者では，薬の服用や全身状態の変化などにより，唾液流量が減少しやすくなります．さらに年をとるに従い頬筋は弛緩して唾液の流れを緩慢にします．唾液は歯頸部より口腔底に近いところに移動して，そこに貯留します．このため，歯頸部の脱灰がより起こりやすくなります．また，義歯装着者では鉤歯周辺が不潔域になりがちです．そのため，高齢者ではむし歯のリスクが高まります．もし，高齢者が暮らす地域でフロリデーションが実施されれば，むし歯のリスクの軽減効果がもたらされるのです．

第一の利益は，エナメル質の再石灰化の過程で得られる効果です．フロリデーションによ

り微量のフッ化物を頻繁に摂取することになり，エナメル質の初期段階のむし歯の病変は停滞したり，また回復（再石灰化）したりする機会が増えるのです．再石灰化エナメル質は，酸の侵襲に対して健全歯以上の抵抗性を示すことも明らかになりました（p.25～31 参照）．

成人や高齢者に対するもう1つの利益は，歯根面に発生するむし歯の予防です．年齢とともに歯肉が退縮した結果，歯根面が露出します．すると歯根面のセメント質は口の中のむし歯原生細菌によって直接的な侵襲を受け，むし歯のリスクが高くなります．このような環境下で，フロリデーションによりフッ化物が歯根面の歯質に取り込まれると，セメント質や象牙質のむし歯抵抗性が増大するという結果になります．

1） フロリデーションによる高齢者に対する研究成果

（1） カナダの報告

フッ化物濃度が高い地域であるストラトフォードと，フッ化物の濃度が低い地域のウッドストックにおける歯根面むし歯指数（Root Caries Index：RCI）（歯肉退縮歯根面数に対する歯根面むし歯数の割合）を比較すると，その値は前者の20％に対して後者では36％でした[12]．

（2） 米国ニューメキシコ州の報告

図10に示すようにフッ化物濃度が高いローズバーグの成人と高齢者の根面むし歯有病者率の方が，フッ化物濃度の低いデミングのそれより少ない値を示しています[13]．注目すべきは，デミングの方が社会経済状態が良かった点です．一般的には，経済状態の悪いローズバーグの方がむし歯数が多いと予想されるところです．

（3） アイルランドの報告

1996年に成人と高齢者に対するフロリデーションの効果が発表されました[14]．無歯顎者（自分の歯が1本もない）の割合，現在歯数，歯根面むし歯のRCI（表4のRC）は，フロリデーション地区の方がフロリデーションされていない地区住民より良好でした（表4）．

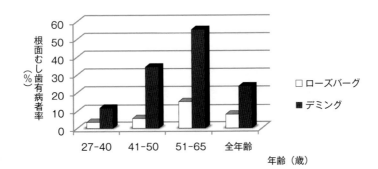

(Burt BA, et al：J Dent Res 65（9）：1986. より)

図10 ローズバーグ（3.5 ppmF）とデミング（0.7 ppmF）の年齢群別の歯根面むし歯状況

表4 アイルランドのフロリデーション地区と非フロリデーション地区の年齢群別無歯顎者率（ed），現在歯数（PT），歯根面むし歯指数（RC）

年齢群（歳）	フロリデーション地区			非フロリデーション地区		
	ed (%)	PT	RC	ed (%)	PT	RC
16-24	0.0	27.1	0.0	0.0	27.2	0.0
25-34	0.0	26.1	1.6	3.3	22.9	3.3
35-44	2.4	22.5	2.5	6.1	19.0	8.5
45-54	10.8	16.4	5.4	29.5	10.7	13.4
55-64	33.8	11.6	2.2	47.1	6.8	12.2
65+	42.3	9.2	11.7	54.2	5.9	18.9

(O' Mullane：Community Dent Health 13（Suppl. 2）；1996. より)

このように，水道水フロリデーションは成人や高齢者の歯の健康にも有効であることが証明されています．

2）出生後より継続してフロリデーション水を飲むことは，最大のむし歯予防効果を発揮する

フロリデーション水で生活すると，萌出した歯はフッ化物の局所的な効果の恩恵を受けますが，その後も続けてフロリデーション水を飲み続けることが，むし歯の発生率に影響します．1989年のワシントン州での研究によると，子どもの時だけフロリデーション水を飲用していた成人は，14歳以降にフロリデーション水を飲用した成人と同程度のむし歯の発生がみられたという報告があります．出生後から継続してフロリデーション地域に暮らす成人は，フロリデーションされていない地域の成人よりもむし歯の経験量が43.7％少ないことを示した報告もあります[15]．出生後から継続して水道水フロリデーションを利用できる環境の整備が求められます．

5 拡散効果と希釈効果

米国における半世紀にわたる水道水フロリデーションに関する分析を行った，リッパ（Ripa）の結果をむし歯減少率として示します（**図11**）[16]．図右と左の棒グラフから，水道水フロリデーションによる永久歯むし歯の抑制率は1956～1979年代の最頻値50～60％から，1979～1989年代の最頻値30～40％に低下したと読み取れます．

果たして1980年を境に水道水フロリデーションの効果は低下したのでしょうか？　一見そのように見えますが，これは水道水フロリデーションのむし歯予防のパワーが衰えた結果ではありません．リッパはこのことを「拡散効果」と「希釈効果」によって説明しています．

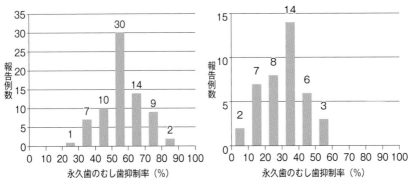

(Ripa LW：J Public Health Dent 53（1）：1993. より)

図11　水道水フロリデーションの永久歯むし歯抑制率（％）の分布
　　　左図：フロリデーション 73 地域（1956-1979 年の報告から）
　　　右図：フロリデーション 20 地域（1979-1989 年の報告から）

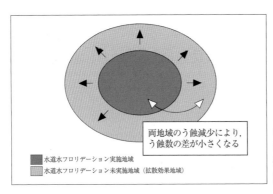

(NPO 法人日本むし歯予防フッ化物協会編：日本におけるフッ化物製剤（第 10 版），口腔保健協会，東京，2016，p.62. より)

図12　拡散効果

1）拡散効果

　水道水フロリデーションの恩恵が，フロリデーションされていない地区住民まで拡がることをいいます（**図12**）[17〜20]．たとえばフロリデーション地区の水を使って作られた飲み物や食品を，非フロリデーション地区の住民が摂取すると，知らずしらずのうちにフロリデーションの恩恵を受けることになります．また，非フロリデーション地区住民がフロリデーション地区への往来や移住することによっても，むし歯予防効果が高まります．逆に，水道水フロリデーション地区に非フロリデーション地区からの飲食物の流通はマイナスの拡散効果となり，いずれにしても両地区間の差は見かけ上小さくなります．

　1990 年代の後半に米国で認められた拡散効果の一例を示します（**図13**）[21]．図の縦軸はむし歯の面数の差（％）で横軸は各区域のフロリデーションの普及率を表しています．フロリデーション普及率は，高い中西部区域で 74％，低い西海岸区域で 19％ でした．図中の 7 区域の普及率とむし歯の面数との間には逆相関の関係が示されています．

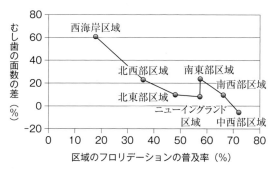

(Newbrun E, et al：Perspectives in Biology and Medicine, 42：1999., Brunelle JA, et al：J Dent Res 69（Spec Iss）：1990. より)

図13　水道水フロリデーションの普及に伴うむし歯抑制の拡散効果

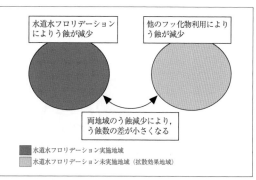

(NPO法人日本むし歯予防フッ化物協会編：日本におけるフッ化物製剤（第10版），口腔保健協会，東京，2016, p.62. より)

図14　希釈効果

2）希釈効果

　希釈効果とは，水道水フロリデーション以外の各種フッ化物の広範な利用により，水道水フロリデーションの効果が薄まることをいいます（図14）[6]．

　1950年以降，種々のフッ化物製品が開発されてきました．専門家によるフッ化物歯面塗布，家庭でのフッ化物配合歯磨剤，学校でのフッ化物洗口，塩やミルクのフロリデーションと多岐にわたるフッ化物利用が広がってきました．その結果，水道水フロリデーションの実施如何にかかわらず，いずれの地域のむし歯も少なくなってきました．そのため水道水フロリデーションの効果は希釈され，「見かけ上」薄まったと考えられます．

　この実例をブルネル（Brunelle）らが報告しています[22]．至適フッ化物濃度地区と非フロリデーション地区のむし歯の有病差は18%でしたが，各種フッ化物使用による希釈作用を考慮して，食事性フッ化物および診療室や学校プログラムで用いたフッ化物の局所応用の影響を排除して再計算したところ，両群のむし歯の差は25%に拡がったと述べています．

　現在では，フロリデーションが進展した国々ではフロリデーションの効果を単独で算出することは不可能です．各種フッ化物利用の総合の効果として示されることになります．

　しかし，フッ化物の利用が遅れている日本の実情を考えると，こうした拡散効果や希釈効果が生まれる背景は小さいため，わが国に水道水フロリデーションが導入されれば，むし歯の抑制率はより高くなると推定されます．

6　フロリデーションのむし歯予防メカニズム

　1950年半ばまでは，フロリデーションの効果はもっぱら全身的な効果で，歯の萌出前効果であると信じられてきましたが，その後全身的な効果に加えて脱灰の抑制と再石灰化の促進

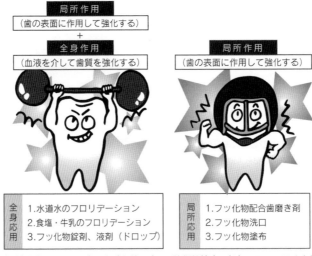

（田浦勝彦ほか：フッ素の上手な使い方，口腔保健協会，東京，2009，p.32 より）
図 15 フッ化物によるむし歯予防メカニズム（米国テキサス州衛生局）

という局所的な効果も実証されてきました．現在では，フロリデーションは全身的と局所的の 2 つのフッ化物の作用によって歯を守ることが解明されています（**図 15**）[11,17,23,24]．

フロリデーション水で生活すると，摂取されたフッ化物が血中を介して体内に運ばれ，歯の形成期（萌出前）に適量摂取されると歯の構造の一部として取り込まれ，歯質が強化された歯が形成されます．さらに，萌出歯に対してフッ化物は体内に吸収された後に唾液を経由して局所的にも働きます．

局所的応用では，口腔内に微量に存在するフッ化物がむし歯予防効果を発揮します．歯垢中の細菌が糖を分解して酸を産生すると，フッ化物は脱灰を抑制します．さらに歯垢内に取り込まれたフッ化物は「酸で溶かされた，でき始めのむし歯」の再石灰化を促進します[25〜32]．

フッ化物のむし歯予防効果を発揮するメカニズムとして 2 つのモデルを使って説明します．

1）ボイド理論の提唱

当初，全身的応用のむし歯予防メカニズムとして提唱された理論として登場したのは，1966 年のヤング（Young）とエリオット（Elliott）の「ボイド理論」でした[33〜35]．この理論を理解するため，エナメル質の結晶構造やその周囲環境の特性を知る必要があります．

（1）ハイドロキシアパタイトの結晶構造：エナメル質はハイドロキシアパタイトという結晶からできています．この結晶は，主に，カルシウム（Ca），リン（P），酸素（O），水素（H）の元素からなる構造をしています（**図 16**）．

（2）エナメル質結晶周囲のイオン吸着層・水和層：エナメル質結晶周囲のイオン吸着層と

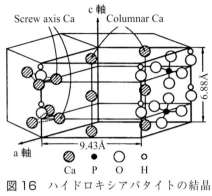

図16 ハイドロキシアパタイトの結晶構造

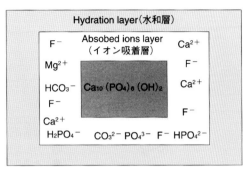

図17 イオン吸着層・水和層

水和層のモデル構造の特長は，以下の2点にまとめることができます．

①六方晶をした結晶は，唾液など水分のある環境では結晶表面に様々なイオンが吸着しているイオン吸着層，その外側に水和層を形成し，水和層を介してイオンの交換・蓄積が行われます（図17）．

②ハイドロキシアパタイトの Ca^{2+}，PO_4^{3-}，OH^- の位置は各種微量元素と化学的に置換します．

2) ボイド理論と締めねじ

　図18は，ハイドロキシアパタイトの結晶の一部が3つのCaで形成されていることを示しています[33]．これをカルシウム三角といいます．カルシウム三角は上下に規則正しく積み重なって立体的に結合しています．カルシウム三角の支柱になる縦軸を構成しているのが水酸イオン（OH^-）です．この水酸イオンは上下に鎖のように連なっていますが，実際のヒトのエナメル質の結晶構造ではこの鎖のところどころに，水酸イオンの欠けている部分があります．そこは穴があいたようになっていてボイド（空隙）と呼ばれています．この空隙部分の結晶構造は弱く，外部からの影響を受けやすい状態になっています．すなわち，酸の侵襲を受けてむし歯になりやすい状態です．そこで，この水酸イオンの空隙部分を強くするために，つなぎ役を務めることのできるイオンがフッ化物イオンなのです．都合が良いことに，水酸イオンの大きさとフッ化物イオンの大きさとはほぼ同じなため，いくつかの空隙部分がフッ化物イオンで埋められて，縦軸の結合力が強化されるのです．すなわち，フッ化物イオンが締めネジの役割を果たして，部分的にフルオロアパタイトが生成されます．これにより，むし歯予防効果が発揮されると解されます[36,37]．

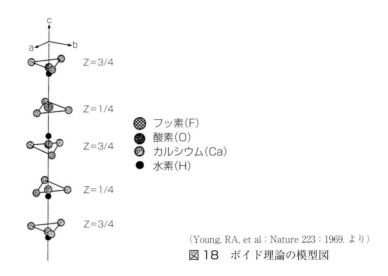

(Young, RA, et al : Nature 223 : 1969. より)
図18　ボイド理論の模型図

3) フッ素が歯を強くする原理の解明

　近年の歯科医学界で，フッ素原子によるエナメル質結晶強化の理論に関する画期的なニュースが発信されました．東北大学原子分子材料科学高等研究機構（幾原雄一教授：東京大学併任）と東京医科歯科大学（高野吉郎教授）の共同研究グループは超分解能走査透過型電子顕微鏡を使い，世界に先駆けてサメの歯[*1]の原子構造可視化（①）に成功しました[38,39]．さらに，原子構造に基づく計算により，エナメル質内部に入り込んだフッ素原子が強固な化学結合，共有結合（②）を形成し，高い機械強度と優れた脱灰性を持つ構造を自己形成する原理を発見しました（図19）．この研究成果は，文科省のナノテクノロジープラットフォーム事業の一環で実施されたもので，ドイツ科学誌「Angewandte Chemie」オンライン版（2014年1月20日）で公開されました．サメの歯の原子構造可視化に成功して，フッ化物応用のむし歯予防機序を原子レベルで解明しました．東京医科歯科大学の高野吉郎教授は「今回の研究の成果はサメの歯（フルオロアパタイト）の解析によって得られたものですが，むし歯予防を目的としたヒトの歯へのフッ素フッ化物の応用に，確固たる科学的根拠を与えるものと考えています」と述べています．

　結論として，これまで世界の多くの研究機関が人間を対象としたフッ化物のむし歯予防に関する疫学研究を行い，査読制度に基づく何千という科学論文が積み上げられてきました．この動物実験の結果で，これまでの人間を対象としたフッ化物利用によるむし歯予防の有効性がより確かなものとなったといえましょう．私たちはエビデンスの質の高いむし歯予防方

[*1]：サメの歯の主成分はフルオロアパタイトで，人間の歯のエナメル質主成分であるハイドロキシアパタイトよりも耐酸性が強い結晶です．フッ化物が歯に作用することにより，フルオロアパタイトが形成され，むし歯菌が産生する酸への抵抗性が強くなり，むし歯予防に貢献します．

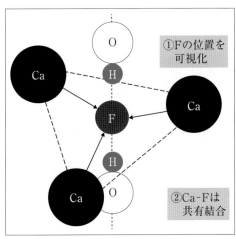

図19 カルシウム三角と水酸基，フッ素の結晶構造

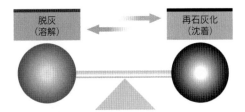

（田浦勝彦ほか：フッ素の上手な使い方，口腔保健協会，東京，2009，p.22より）

図20 脱灰と再石灰化の均衡モデル
歯の表面では，脱灰（歯を溶かす作用）と再石灰化（歯を守る作用）が常にシーソーのように繰り返され，バランスをとっています．このバランスが崩れて脱灰が優位になったとき，むし歯が進行します．

法であるフッ化物利用の有効性と安全性を正しく評価することが肝要となります．

4）歯の再石灰化と脱灰のバランス理論モデル

むし歯は脱灰と再石灰化の流動的なプロセス（過程）で，両者のバランスの崩れにより発生します．発酵性炭水化物と酸産生菌による脱灰と，唾液とフッ化物の作用による再石灰化のバランスを示します（図20）[40]．

20世紀のむし歯の研究の成果として，脱灰を抑えて再石灰化を促進するという有益な作用がフッ化物に備わっていることが明らかにされました[41]．唾液と歯垢に供給された低濃度のフッ化物は，むし歯の発生を予防し，初期のむし歯に対して進行を後戻りさせます．

5）フッ化物の再石灰化促進作用と脱灰抑制作用，抗菌・抗酵素作用

フッ化物の3つの働きについてステファンカーブを使い模式図（図21）で説明します．私たちの歯垢中のpH（水素イオン濃度指数）は7で中性ですが，食事を摂るとまもなく口の中の細菌の働きで酸性に傾きます．通常は，唾液の緩衝作用により30分程度で元の中性状態に戻ります[42〜44]．

エナメル質中と歯の表面・表層に存在するフッ化物イオンはエナメル質を強化して初期段階のむし歯（無機質の損失あるいは脱灰）に抵抗力を付与するだけでなく，むし歯原因菌の産生する酸で溶け出した脱灰部を修復あるいは再石灰化します．結晶学的には，フッ化物イオンがあるとエナメル質のハイドロキシアパタイトがフルオロアパタイトに変化して，酸に溶けにくいミネラルになります．再石灰化したエナメル質は健全なエナメル質よりも耐酸性を増します．

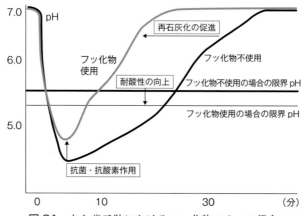

図21 むし歯予防におけるフッ化物の3つの働き
ステファンカーブを準用した脱灰―再石灰化とフッ化物の作用（模式図）

　口腔内に微量のフッ化物があれば，ステファンカーブの中性域への戻りがフッ化物を用いない時にくらべて早くなることを示しています．これが第1の歯の再石灰化促進作用です．
　第2に，臨界pHの低下により耐酸性が向上します．永久歯のエナメル質はpH5.5付近で溶け出します．これを臨界pHといいます．フッ化物を使用すれば，不使用の時に比べて，この臨界pHを下げることができ，耐酸性の向上につながります．これは再石灰化した結晶が酸に溶けにくい性質に変化して，耐酸性を獲得することによります．その結果，pH5.5よりも幾分下がったpHでエナメル質のミネラル分が溶け出します．**図21**のステファンカーブでは，フッ化物の使用により臨界pHが低下し，フッ化物を使わない場合に比べて脱灰の始まりが遅くなることを示しています．これがフッ化物の耐酸性向上による歯の脱灰の抑制作用です．
　第3に，フッ化物による抗菌・抗酵素作用の働きにより，細菌による酸の産生を抑え，解糖系の酵素を阻害しpHの低下を防ぎます．これもフッ化物による歯の脱灰抑制作用です．
　図21のフッ化物の使用と不使用の比較から，2種のステファンカーブと臨界pHによる歯のミネラル分の溶け出しの面積（脱灰量）には明らかな差があります．
　再石灰化と脱灰の抑制に必要なフッ化物イオンの供給源は，全身的ならびに局所的なフッ化物利用となります．例えば，日本人になじみの深いフッ化物利用の代表であるフッ化物歯面塗布では，歯の表面にフッ化カルシウム（CaF_2）が形成されます．その後の飲食による酸の発生でpHが下がると，CaF_2は分解されてフッ化物イオンが生じ，これが脱灰を抑制します[22]．
　このことから，むし歯予防効果を上げるためには脱灰の抑制と再石灰化の促進の働きのあるフッ化物イオンを十分に供給できる環境の整備が鍵となります．フロリデーションが実施

されると，フッ化物イオンは唾液中や歯垢中を含む口腔全体に行き渡って全身的に加えて局所的なむし歯予防効果も発揮します．

まとめると，次の3つのフッ化物の働きでむし歯を防ぎます．❶再石灰化の促進作用，❷脱灰の抑制作用，❸抗菌・抗酵素作用．唾液と歯垢中に供給されたフロリデーション水中の低濃度フッ化物は，これらの3つの作用でむし歯の発生を予防し，初期のむし歯病変に対して進行を後戻りさせるのです．

6）フロリデーションで観察された初期むし歯進行抑制効果

むし歯の自然史において，フッ化物の役割はむし歯の発生予防はもとより，進行抑制効果も大きいと考えられています．1953年にオランダのティール（Tiel）で始まった水道水フロリデーション（1973年に政治的な理由で中止）の追跡研究の分析によれば[45]，対照群の非フロリデーション地区であるクレムボルグ（Culemborg）の小児に比べて，7～15歳グループで初期むし歯病変を含めたむし歯の総数について有意な差を認めませんでしたが，（図22-a）う窩（象牙質むし歯病変）に限定した歯数ではいずれの年齢群でもフロリデーション群と非フロリデーション群間に顕著な差が観察され（図22-b），フッ化物が初期段階のむし歯の進行抑制に寄与したと結論づけました．よって，う窩を伴わないエナメル質脱灰病変をむし歯と判定する診断基準を採用してこれを初期むし歯とみなせば，フッ化物のむし歯予防効果は現れにくくなります．一方，フッ化物応用の環境下では，う窩を伴わないエナメル質脱灰病変ならびに初期段階のむし歯とみなされる象牙質むし歯病変の抑制効果が高くなります．以上から，フッ化物応用の環境下で，う窩を伴わないエナメル質脱灰病変に対して即時充填処置をしてしまうと，フッ化物による恩恵は半減してしまうことになるのです[46]．

7　まとめ：水道水フロリデーションの有効性

フロリデーションの効果を明らかにする際に，カリフォルニアサンフランシスコ大学予防修復歯科サービス分野のフェザーストン（Featherstone）主任教授は次のように述べています[47]．「飲料水中フッ化物には住民のむし歯を減少する作用があるということは，反論の余地がないほどにたくさんの研究で確証されている」

以上のように，フロリデーションには，全身的に取り込まれたフッ化物が血中を介して形成中のすべての歯に作用する歯の萌出前効果と，局所的に歯の表面に作用する歯の萌出後効果があります．これら2つの作用効果によって，むし歯に強い歯を作り，歯の健康維持に寄与しているのです．

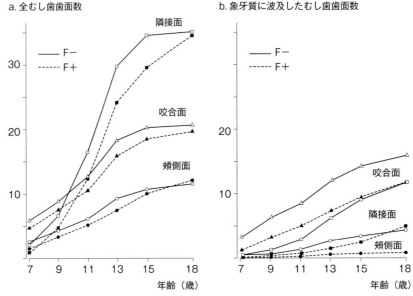

図22 フロリデーション地区(1 ppmF)と非フロリデーション地区の7～18歳における部位別のむし歯歯面数(a：エナメル質および象牙質に波及したむし歯面数，b：象牙質に波及したむし歯面数)

a：縦軸の病変は病理学的なエナメル質のむし歯（肉眼的には着色または褐色窩溝で治療を控えた方がよい段階）と病理学的な象牙質に波及した初期のむし歯で，日本では臨床的なむし歯として治療の対象となっていた．

b：病理学的な象牙質に波及した初期のむし歯で，日本では治療の対象となっていた．

文献

1) Arnold FA Jr., Likins RC, Russell AL, Scott DB：Fifteenth year of the Grand Rapids fluoridation study. JADA 65：780-785, 1962.
2) Blayney JR, Hill IN：Fluorine and dental caries：findings by age group. JADA 74 (2) (Spec Iss)：246-252, 1967.
3) Ast DB, Fitzgerald B：Effectiveness of water fluoridation. JADA 65：581-587, 1962.
4) 日本口腔衛生学会フッ化物応用研究委員会：フッ化物応用と健康―う蝕予防効果と安全性―．口腔保健協会，東京，1998，p.136.
5) Murray JJ：Efficacy of preventive agents for dental caries. Caries Res 27 (Suppl 1)：2-8, 1993.
6) Newbrun E：Effectiveness of water fluoridation. J Public Health Dent 49 (5)：279-289, 1989.
7) Jones CM, Taylor GO, Whittle JG, Evans D, Trotter DP：Water fluoridation, tooth decay in 5 year olds, and social deprivation measured by the Jarman score：analysis of data from British dental surveys.

BMJ 315：514-517, 1997.
8) Evans DJ, Rugg-Gunn AJ, Tabari ED, Butler T：The effect of fluoridation and social class on caries experience in 5-year-old Newcastle children in 1994 compared with results over the previous 18 years. Comm Dent Health 13：5-10, 1996.
9) NIH consensus statement 2001. Diagnosis and management of dental caries throughout life. March 26-28：18 (1)：1-30.
10) Russell AL, Elvove E：Domestic water and dental caries. Ⅶ- A study of fluoride-dental caries relationship in an adult population. Pub Health Rep 66：1389-1401, 1951.
11) Newbrun E：Systemic benefits of fluoride and fluoridation. J Public Health Dent 64 (Spec Iss)：35-39 2004.
12) Stamm JW, Banting DW, Imrey PB：Adult root caries survey of two similar communities with contrasting natural water fluoride levels. JADA 120：143-149, 1990.
13) Burt BA, Ismail AI, Eklund SA：Root caries in an optimally fluoridated and a high-fluoride community. J Dent Res 65 (9)：1154-1158, 1986.
14) O' Mullane：Water Fluoridation in Ireland. Community Dent Health 13 (Suppl. 2)；38-41, 1996.
15) Grembowski D, Fiset L, Spadafora A：How fluoridation affects adult dental caries：systemic and topical effects are explored. JADA 123：49-54, 1992.
16) Ripa LW：A half-century of community water fluoridation in the United States：review and commentary. J Public Health Dent 53 (1)：17-44, 1993.
17) Hargreaves JA：The level and timing of systemic exposure to fluoride with respect to caries resistance. J Dent Res 71 (5)：1244-1248, 1992.
18) Lewis DW, Banting DW：Water fluoridation：current effectiveness and dental fluorosis. Community Dent Oral Epidemiol 22：153-158 1994.
19) Griffin SO, Gooch BF, Lockwood SA, Tomar SL：Quantifying the diffused benefit from water fluoridation in the United States. Community Dent Oral Epidemiol 29：120-129, 2001.
20) NPO法人日本むし歯予防フッ化物協会編：日本におけるフッ化物製剤（第10版）．口腔保健協会，東京，2016, p.61, 62.
21) Newbrun E, Horowitz H：Why We Have Not Changed Our Minds about the Safety and Efficacy of Water Fluoridation：A Response of John Colquhoun. Perspectives in Biology and Medicine 42：526-541, 1999.
22) Brunelle JA, Carlos JP：Recent trends in dental caries in U. S. children and the effect of water fluoridation. J Dent Res 69 (Spec Iss)：723-727, 1990.
23) Singh KA, Spencer AJ, Armfield BA：Relative effects of pre- and posteruption water fluoride on caries experience of permanent first molars. J Public Health Dent 63 (1)：11-19, 2003.
24) Singh KA, Spencer AJ：Relative effects of pre- and post-eruption water fluoride on caries experience by surface type of permanent first molars. Community Dent Oral Epidemiol 32：435-446, 2004.
25) Koulourides T, Cueto H, Pigman W：Rehardening of softened enamel surfaces of human teeth by solutions of calcium phosphates. Natiure 189：226-227, 1961.
26) Backer-Dirks O, Kunzel W, Carlos JP：Caries-preventive water fluoridation. In：Progress in caries prevention, Ericsson Y, ed., Caries Res 12 (Suppl. 1)：7-14, 1978.

27) Featherstone JD：The mechanism of dental decay. Nutrition Today, May-June：10-6, 1987.
28) Barbakow F, Infeld T, Lutz F：Enamel remineralization：how to explain it to patients. Quintessence J 22：341-347, 1991.
29) Arends J：エナメル質ならびに象牙質脱灰病変の再石灰化機構．口腔衛生会誌 43：384-389，1991.
30) Silverstone LM：Remineralization and enamel caries；new concepts. Dent Update, May：261-273, 1993.
31) ten Cate JM, Featherstone JDB：Physicochemical aspects of fluoride-enamel interactions, In：Fejerskov O, Ekstrand J and Burt BA, 2nd ed. Fluoride in Dentistry, Munksgaard, Copenhagen, 252-253, 1996.
32) Newbrun E：Fluorides and dental caries, 3rd ed. Springfield, Illinois, Charles C. Thomas, pub., 1986, p155-173.
33) Young, RA, Lugt, W van der, Elliott, JC：Mechanism for fluorine inhibition of diffusion in hydroxyapatite. Nature 223；729-730, 1969.
34) 飯島洋一ほか：カリエスコントロール 脱灰と再石灰化のメカニズム．医歯薬出版，東京，1999，p.31
35) Young, RA, Elliott, JC：Atomic-scale bases for several proportion of apatites. Arch Oral Bio 11：669-707, 1966.
36) Newbrun E：Fluorides and dental caries, 3rd ed. Springfield, Illinois, Charles C. Thomas, pub., 1986, p158, 159.
37) 小林清吾：生涯歯科保健におけるフッ素の役割，月刊地域保健 6：19, 1992.
38) Chen C, Wang Z, Saito M, Tohei T, Takano Y, Ikuhara Y：Fluorine in Shark Teeth：Its Direct Atomic-Resolution Imaging and Strengthening Function. Angew. Chem. Int. Ed. http://onlinelibrary.wiley.com/doi/10.1002/anie.201307689/abstract（accessed September 5, 2017）
39) サメの歯の結晶構造を原子スケールで初めて解析 東北大・幾原教授らが低電子線量TEM法で（ACIE） http://www.wiley.co.jp/blog/pse/?p=26252（accessed September 5, 2017）
40) 田浦勝彦ほか：フッ素の上手な使い方，口腔保健協会，東京，2009，p22.
41) Roy C. Page（三木靖夫訳）：歯科学研究-歯科臨床への貢献，歯界展望 87：1075-1092，1996.
42) Stephan, RM：Changes in hydrogeon-ion concentration on tooth surface and in caries lesion. JADA 27；718-723, 1940.
43) 田浦勝彦ほか：だれにでもできる小さな努力で確かな効果 う蝕予防とフッ化物の応用．砂書房，東京，2002，p.28，29.
44) 飯島洋一ほか：カリエスコントロール 脱灰と再石灰化のメカニズム．医歯薬出版，東京，1999，p.47-49
45) Groeneveld A, Backer-Dirks O：Fluoridation of drinking water, past, present and future, In：Ekstrand J, Fejerskov O, Silverstone LM, ed. Fluoride in Dentistry, Munksgaard, Copenhagen, 1988, p.238-240.
46) 小林清吾，田浦勝彦：歯科保健におけるフッ化物利用の意義．形歯会報（山形県歯科医師会），第427号（平成9年6月1日発行），p.8，9.
47) Featherstone JD：The science and practice of caries prevention. JADA 131：887-899, 2000.

「水道水フロリデーションに反対する理由にも耳を傾けてみよう」

「日本でも水道水フロリデーションの導入を」と，多くの公衆衛生の専門家たちが世代を引き継ぎ訴え，働きかけながら約50年が経ちました．水道水フロリデーションは，WHO（世界保健機関）やFDI（国際歯科連盟）をはじめ150を超える医学保健専門機関が一貫して推奨し続けており，"最善の公衆衛生的う蝕予防施策"といわれています（FLUORIDE AND ORAL HEALTH, WHO, 1994）．そして今，天然を含めると世界の54カ国，4億4,000万人に普及しています．しかし，残念ながらわが国においては浄水場における調整方法の事例は1カ所もなく，今なお将来の課題として持ち越されたままです．

私たちが今までに直面してきたフロリデーションへの反対意見には以下のようなものがありました．なかには激しい表現もみられます．

1. 水道に毒を入れるつもりか．異物を混入，それは止めてくれ
2. 安全性に関する医学的，科学的検証がまだ足りないのではないか
3. むし歯は伝染病ではないのだから，予防は水道水を利用するほど重要な課題でなく，個人の責任で行うべき
4. どこの家庭でも，蛇口をひねれば同じ地域水道水が出てくる．フロリデーションを望まない者には"選択の自由"がなくなる．やりたい人だけがやればよい．他人のむし歯予防まで押し付けるのは大きなお世話だ
5. 飲み水はボトル水で，水道水を使わない人が増えている．そもそも，水道水のほとんどは飲料以外の使途で消費されているので，無駄ではないか
6. 他の地域が実施していないのに，なぜいち早く自分の地区だけが実施しなければならないのか

反対意見に目が向きがちですが，実はもう1つ，水道水フロリデーション導入にきつくブレーキをかけている大きな要因があることに留意したいと思います．それは，「一般市民にとっては権威者である歯科医師や歯科大学の先生が，フロリデーションに関して無視，静観，中立の姿勢を示す」ことです．一見中立であるので反対運動ではないと思われがちです．しかしそのような状況が長く継続すると，現実には大きな反対効果・悪影響に繋がっていくのです．今専門家たちの姿勢が問われる時期にあると思います．

これらの反対意見や反対運動に対しては，各章の本文とコラムの中で学術的資料や公衆衛生的考え方を示し，その有用性を解説しています．水道水フロリデーションには他の公衆衛生施策以上に高い有用性があることを示す基本的根拠として①本方法は健康にちょうどよい自然環境の模倣であること，②70年以上に及ぶ実践と世界広範囲に及ぶ普及実績があること，③膨大な医学情報を基に国内外の医学保健専門機関が一致して推奨していることがあり，この3点には着目すべきでしょう．

（浪越建男・小林清吾）

第3章
水道水フロリデーションの安全性

1 安全性に関する考え方

　専門分野に限らず一般社会の日常的な分野でも，環境物質，化学物質，医薬品から食品に至るまで，安全・安心に関する注目度が高まっています．いかなる場面でも「安全第一」が基本とされるようになりました．

　そのような状況下，安全性について議論をすると各種物質について「絶対安全」を唱えて主張したり，「100％安全」を要求する人もいます．しかし，私たちの身の回りの現実世界において絶対安全な物質はひとつとしてありませんし，100％安全な物質は存在しないのです．私たちは実体験や科学的な研究の蓄積によって知り得た物質の性質や適量，使い方を考慮しながら安全な日常生活を送っています．

1）毒かどうかは使用量による

　毒性学の専門家ティンブレル（Timbrell）(1989) は「安全な化学物質は存在しない．ただ安全な使用方法が存在するのみである」と述べています[1,2]．

　また巻末（p.146）で紹介したように，16世紀には医師で毒性学の「父」といわれるパラケルスス（Paracelsus）は「毒かどうかは使用量による」といっています．要するに，あらゆるものは摂り過ぎれば，ヒトの健康や生活にとって有益な物質でも身体に悪影響を与えるということです（図23）．私たちの暮らしの中にある栄養素や物質，たとえばビタミンA，ビ

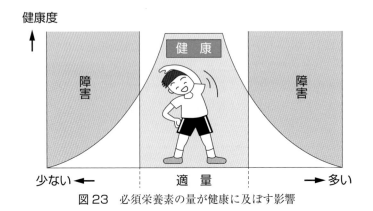

図23　必須栄養素の量が健康に及ぼす影響

タミン D，塩素，酸素，食塩，そして水でさえも，適量摂取であればヒトの生命と健康に有益ですが，摂り過ぎれば身体に有害となります[3]．一方，これらの物質の量が不足しても不快な症状が現れます．

フッ化物についていえば，水道水フロリデーションに用いられるごく低濃度のフッ化物（0.5〜1.0 ppm）は，中等度以上の歯のフッ素症を起こすことなくむし歯を予防し，歯にとって有益な栄養素となります．ただし，歯の形成期に継続して過量のフッ化物を摂れば，審美的に問題となる歯のフッ素症を引き起こします．一方，飲料水中のフッ化物が 0.5 ppm 以下では，むし歯予防への貢献度は小さいのです．

2）危険性の強さと量の関係

1977 年 10 月 30 日の朝日新聞に，「量」について考察した記事が掲載されました．みんなの健康のページ「自然食品とはいえ安心は禁物」「発がん物質と付き合う方法」「問題は危険性の強さと量，あわてずに冷静な判断を」という記事を紹介しましょう．

図 24 のように，食品 100 g 中に含まれる発がん物質の 3・4 ベンツピレン量は，食品の種類によって 10 万倍も大きく開いています．この記事では，「ある食品に発がん性や突然変異原性が証明されても，やたら心配することはない．その『強さ』はどれくらいか，『含有量』はどれほどか考えて判断するのが，発がん物質やその容疑者と付き合う利口なやり方といえそうだ．天然の発がん物質や加熱でできた変異原生物質とは，人類の誕生以来，長く付き合ってきたのだから」と結んでいます．危険性の強さを判断するためには，まず量を正しく把握することが大事なのです．

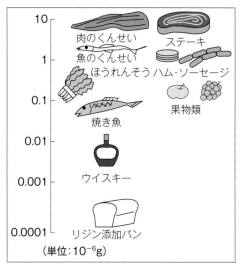

図 24　食品 100 g 中に含まれる発がん物質，3・4 ベンツピレン量

3）がんの原因についての考え方

　黒木登志夫氏の著書『新版がん細胞の誕生』に，がんの疫学の専門家と主婦が考えるがんの原因が対比して図示されています．専門家のデータは1981年のリチャード・ドール（Richard Doll）とリチャード・ピート（Richard Peto）著の『がんの原因』によるがんの原因推定割合からの引用です[4]．

　図25のように専門家が考えるがんの原因は，食事35％と喫煙30％で，この2つの原因が全体の約2/3を占めています．これに対して主婦では，食品添加物44％と農薬24％が高い割合を占めています．主婦が原因のトップにあげる食品添加物について，専門家はがんの原因のおよそ1％と考えているにすぎず，一方，主婦は喫煙について12％と専門家の半分以下になっています．このように，専門家が科学的根拠に基づいて考えるがんの原因と，一般の人がイメージで考えるがんの原因には明らかな違いがあることがわかります．そこで，次に，一般の人に大きな影響を与えるマスメディアの健康に関する報道について考えます．

4）魚の焦げを食べるとがんになる？

　柴田鉄治氏は1994年に出版した『科学報道』で，「量」の概念を無視して考えると，実際の生活が成り立たないことを説いています．その具体例として「魚の焼け焦げ」報道を紹介しましょう．

　1967年10月4日の読売新聞は「えっ?!」と思わせる大きな記事を掲載しました．

　「魚・肉の焼け焦げ，煙/突然変異を誘発/発ガン性物質の疑い/バクテリア実験で立証，国立がんセンター」．国立がんセンターの研究グループが，アジ，イワシ，サンマ，ニシンなどの魚と牛肉をガスコンロの上に網をのせて，直火で焼き，煙を捕収装置で回収，表面の焦げた部分をそぎとって調べました．その結果，そのいずれにもバクテリアに突然変異を起こさ

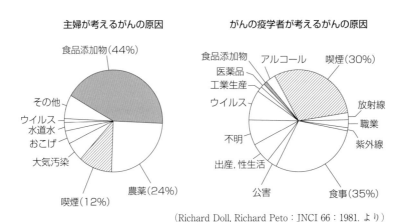

（Richard Doll, Richard Peto：JNCI 66：1981. より）

図25　がんの原因について主婦（左）とがんの免疫学者（右）の考え方

せる物質が含まれていることがわかったという記事でした．この記事を読んだ読者は，「魚の焦げた部分を食べるとがんになる」と思ったことでしょう．

しかし，『週刊ポスト』はこの記事に対して，次のような内容の反論を掲載しました．「マウスとヒトが同じ感受性を持つものと仮定して，がんが発生するには体重60 kgのヒトが毎日100トン以上の真黒く焼いた魚を食べる計算になる．つまり，普通のイワシなら92万匹を食べることになり，日常的に魚の焦げた部分を食べたからといって，がんになる心配は全くない」と報じました．

読売新聞の「魚の焼け焦げ」記事は，定性的には正しいのですが，定量的にみれば誤りだったと判断されます．一番大事なことは，「摂取量」の問題なのです．発がん性があるかないかではなく，どのくらいの強さなのか，実害があるかどうかが問題なのです．そうした部分を無視した報道に惑わされてはいけません．

5）健康・栄養情報の信頼度

『食べ物とがん予防　健康情報をどう読むか』の著者である東北大学の坪野吉孝教授は，健康・栄養情報の信頼性を評価するステップとして**表5**のような6段階を提案しています[5]．インターネットやテレビなどのマスメディアで健康情報が紹介された場合，表に示すような段階に対応して，その情報を検証していくことが必要となります．発信された健康・栄養情報は，評価の段階が進むほどそれだけ信頼度は高くなります．

このような信頼性評価のステップに照らすと，フロリデーションに関する有効性と安全性についてはこれまで世界的に質の高い疫学データが蓄積されています．

第一のステップは，自然環境の中で生じた現象として飲料水中に適量含まれるフッ化物イオンの摂取によってむし歯を予防できる事実が発見されたことです．それを基に自然を模倣して飲料水中の適正フッ化物濃度によるフロリデーションの追認が行われ，疫学データの信頼度を高めていったのです．

1945年に米国グランドラピッズ[6]で初めて水道水フロリデーションが実施されて以降，フ

表5　健康・栄養情報の信頼性評価のステップ

1段階：具体的な研究に基づいているか
2段階：ヒトの研究であるか
3段階：学会発表か，論文報告か
4段階：定評ある医学専門雑誌であるか
5段階：研究方法は、無作為割付臨床試験か追跡調査研究か
6段階：複数の研究で支持されているか

（坪野吉孝：食べ物とがん予防　健康情報をどう読むか，文藝春秋，東京，2002，p.17．より）

ロリデーションに関する安全性について，あらゆる角度から継続的に調査・研究が積み重ねられてきました．信頼できる査読制度により支持された何千もの研究論文が，フロリデーションの安全性を裏付けています．その結果，世界保健機関（WHO）を含む150を超える医学・保健専門機関が水道水フロリデーションを推奨しているのです[7〜9]．

2 フロリデーションと全身の健康—心配意見に対する解説—

前述のようにフロリデーションの安全性を示す多くの科学的根拠があるにもかかわらず，一部にフロリデーションに対する心配論が存在します．それは「何か問題があるかもしれない」という懐疑論から発しています．それらの「心配」はその都度，継続する研究調査によって否定され，フロリデーションの安全性は一層確かにされてきました．

米国歯科医師会（ADA）がまとめた「フロリデーションファクツ2005」では，「むし歯予防のためのフロリデーションは，人の健康に悪影響を及ぼすか」の質問に対して「フロリデーションが安全であることは膨大な数の科学的な証拠によって裏付けられている」と答えています．そのうえで，15に及ぶ生体への影響についての疑問に答えています．その質問と答の事例を中心に，以下フロリデーションと全身の健康についてまとめます（訳文はNPO法人日本むし歯予防フッ素推進会議編「フロリデーションファクツ2005」口腔保健協会発行による）．また，その後に発表された論文についても紹介します．

a．骨への影響は？

答：フロリデーション水の飲用による骨への悪影響はありません．

飲料水に至適濃度，あるいは至適濃度よりも高いフッ化物を含む地域に住んでいる人たちの骨折や骨のがんに対する影響について，数多くの調査研究が行われてきましたが，骨への悪影響は否定されています[10]．

国立衛生研究所（NIH）で，フッ化物摂取と骨の健康に関する論文について検討しました．その結果，現段階で飲料水中のフッ化物濃度のガイドラインについて，現行の公衆衛生政策を変更する根拠はないという結論に達しました．一方で，さらに複数地域での追跡調査について勧告しています[11]．

b．骨折リスクと骨密度は？

答：フロリデーション水は骨折リスクの増加や骨密度に影響を及ぼしません．

1993年には，フロリデーション水が股関節の骨折リスクの増加に影響しないという研究が発表されました．カナダのアルバータ州の環境の類似した2つの地域住民についての股関節骨折リスクの調査では，1 ppmの至適濃度に調整したフロリデーション都市と，0.3 ppmの

フッ化物濃度を含む天然水の都市についての比較を行いました．両都市の居住者における股関節の骨折による入院率の間に，有意差は認められませんでした．この所見から，フロリデーションは股関節の骨折に影響を与えないことが示されました[12]．また，米国ミネソタ州ロチェスターでの調査でも，フロリデーションによって股関節の骨折リスクが増加することはないことが明らかになりました[13]．

また，英国ではヒリヤー（Hillier）らとフィップス（Phipps）らが，薬物治療，閉経年齢，アルコール摂取量，喫煙，食事中のカルシウム摂取，身体運動といった個人単位のリスクファクターに注意を向けた研究を行いました．その結果，彼らは「フロリデーション水を摂取しても，股関節の骨折リスクは変わらないか，もしくは減少する」と報告しました[14,15]．

以上のように，むし歯予防のために適切と考えられるフッ化物の摂取が，骨密度や骨折のリスクを増加させることはありません．

c. 骨のがんの原因？
答：フロリデーション水の飲用は骨のがんの原因になりません．

1990年代の初め，実験動物で適量以上のフッ化ナトリウムを投与して発がん性の評価をした2つの実験が行われました[16,17]．1つめの研究は米国環境衛生科学研究所（NIEHS）の米国毒物学プログラム（NTP）によって行われたもので，2つめの研究はザ・プロクター・アンド・ギャンブル・カンパニーがスポンサーとなり行われたものです．両方の研究とも，飲料水として至適濃度よりも著しく高い濃度（25 ppm，100 ppm，175 ppm）のフッ化ナトリウムを，ラットやマウスに投与しました．これらの研究を組合せ，それぞれの性別，種別で8グループに分けて検討しました．これらのグループのうち，7グループでは悪性腫瘍形成の明らかな証拠は認められませんでした．1グループのNTP調査のオスラットで，発がん性の"あいまいな"事実が示されました．それはNTPで境界域に相当する骨肉腫（骨の悪性腫瘍）の増加でした．

米国公衆衛生局のフッ化物に関するアドホック小委員会レポートでは，これら2つの研究の結果を総合して「2つの動物実験から，フッ化物とがんの間の関連性を立証することはできない」と結論づけました[18]．これ以降，フッ化物が骨のがんのリスクファクターであるという仮説を検証する数々の調査が行われてきましたが，飲料水の至適なフッ化物濃度と骨のがんとの関係性を示すものは1つも報告されていません．これまで，飲料水中のフッ化物が青少年に骨肉腫の発症のリスクを増加させるかもしれないという懸念がありましたが，レヴィー（Levy）らは1999～2006年のCDCデータベースを分析した結果，フロリデーションは青少年期の性別と年齢群別の骨肉腫の発症に影響を及ぼしていないと報告しています[19]．

d. 全身の発がん性に関する検証は？

答：ヒトの発がん率とフロリデーションとの関連性はありません．

　発がん性については，1945 年のフロリデーション開始以来，世界各国で異なった集団や期間を対象に 50 以上の疫学調査が行われてきました．その結果，世界の保健専門機関はフロリデーションとがんの間には全く関係がないと結論づけています[7,8,20～23]．

　1990 年には，国立がん研究所（NIC）の研究員たちは 36 年間の米国におけるフロリデーションとがんの死亡率，および 15 年間隔でのフロリデーションとがん発生率を評価しました．フロリデーション水を用いている地域での 230 万人のがん死亡者と 125,000 例のがんの症例を調べた結果，がん発生のリスクとフロリデーション水の飲用には関連性がないとしました[8]．

　このように広く受け入れられている科学的事実によると飲料水の至適濃度のフッ化物とヒトのがん発生率および死亡率の関連性はないと結論づけられています．

e. 甲状腺への影響は？

答：水道水フロリデーションが甲状腺の機能，形状，サイズに影響しません．

　天然フッ化物濃度 3.48 ppm の水を飲用する住民グループと，0.09 ppm という低いフッ化物濃度の水を飲む住民グループとの比較研究が行われました．両地区住民は各々の地区に 10 年以上暮らす居住者です．その結果，研究者たちはむし歯予防のための至適濃度以上のフッ化物を含む水を長期に飲んでも，甲状腺の形態と機能に影響はなかったと結論づけました[24]．

　2015 年にペッカム（Peckham）らは「水道水中のフッ化物濃度の高い地域で甲状腺機能低下症の有病率が高かった」と報告しました[25]．彼らの論文には，潜在的な交絡因子が考慮されていないことによる分析不足や引用文献の誤用があったことから，オックスフォード大学の内科医グリムス（Grimes）がガーディアンサイエンス誌にペッカム報告の誤謬解説を投稿しました[26]．ペッカムらの主張はオーストラリアのマスコミにも取り上げられました．そこで，オーストラリア厚生省の国立保健医療研究評議会の最高責任者であるアンダーソン（Anderson）教授はマスコミに対し，「水道水フロリデーションが甲状腺機能低下症に影響することはない」と公表しました．フロリデーション水の摂取が甲状腺とその機能に影響を及ぼす科学的根拠はありません．

f. アレルギー反応（過敏症）は？

答：フロリデーションでアレルギー反応を引き起こしたという科学的な確証はありません．

　フロリデーションと HIV（ヒト免疫不全ウイルス）や，AIDS（後天性免疫不全症候群）のような免疫機能不全疾患との関連を指摘する科学的根拠は 1 つもありません．さらに，フッ化物に対するアレルギー，あるいはヒトと動物実験の皮内陽性反応を確証するケースもあり

ません[27,28)].

　米国国立科学アカデミー（NAS）は，フッ化物のアレルギー反応の疑われる臨床例を評価して以下のように報告しています．

　「アレルギー反応があったとの主張をそのまま認めることはできない．その理由として，アレルギー反応と主張されている報告例に比べ，より高濃度のフッ化物を含む飲料水で，より多数の人々を対象とした調査における類似の報告例がないからである」また，WHOも報告症例は「特定な関連性のみられないもの」と判断し，フロリデーションに対するアレルギー反応の証拠はないとの判断を下しています．

g. 遺伝学的な危険性は？

答：フロリデーション水を飲用しても，遺伝学的な危険性はありません．

　染色体はDNAを含む細胞の主体をなし，特徴ある個体形質の決定とそれを子孫に伝える役割を司ります．遺伝子は機能的な遺伝単位であり，染色体上の決められた位置に存在しています．

　フッ化物による染色体の損傷に関する多くの研究が行われてきましたが，ヒトにおけるフッ化物の遺伝毒性（DNA損傷）についての研究報告はなく，多数の研究対象はマウスでした[29)]．それらの研究では，骨髄や精子において，フッ化物濃度がフロリデーション水の100倍の濃度であっても，フッ化物は染色体を損傷しないことが実証されています[30〜34)]．

h. IQへの影響はあるか？

答：フロリデーションが知能に影響を及ぼすという科学的根拠はありません．

　2012年にハーバード大学在籍研究者たちはフッ化物とIQに関して「フッ化物は小児のIQを低下させるのではないか」との論文を発表しました[35)]．彼らの論文の対象地区は給水中のフッ化物濃度が水道水フロリデーションのフッ化物濃度より極端に高い天然フッ化物濃度の中国，モンゴル，イランの地域で，そこで暮らす小児のIQスコアとの関係を調べたのです．その結果，調査対象における群間のIQスコアの差が小さかったことから，ヒ素レベル，学校教育の質，栄養，両親の教育レベルやその他の要因が影響をもたらした可能性があり，さらに著者らは「中国の調査対象の村で鉛濃度のデータが分析に考慮されていなかった」と付け加えています．

　英国の研究チームは中国での研究を再検討し，当該研究に「基本的なエラー」を認め，「給水はIQに影響を与えかねないヒ素などの化学物質で汚染されている可能性がある」と報告しています．

　米国でフロリデーションが着実に拡大した1940年代と1990年代の間に米国人の平均IQスコアは15ポイント改善しました．10年あたり約3ポイント改善したことになります[36)]．

2014年5月に米国公衆衛生誌に発表されたニュージーランド（NZ）オタゴ大学チームによる研究[37]で，1972〜1973年にNZ南島のダニーデンとその近郊で出生した約1,000人を追跡調査し，彼らの7, 9, 11, 13および38歳の時点でのIQを測定しました．その結果，5歳以降に両当該地域で暮らした対象者間，ならびに幼少期にフッ化物配合歯磨剤あるいはフッ化物錠剤の使用の有無による両地域の対象者間の平均IQレベルに統計学的な有意差は認められませんでした．IQテスト結果は対象者の出生時体重，社会経済状況や教育歴，母乳哺育かどうかを勘案して統計的に調整されています．同時にダニーデンとその近郊のフロリデーション地域と非フロリデーション地域のIQスコアの比較に合わせて，研究チームは対象者の会話力，理解力，記憶力と処理能力のテストを加味しました．本研究結果では，地域水道水フロリデーション（CWF）によるフッ化物摂取が神経発達やIQに影響することはなく，かえって5歳までCWF地域に住んでいた研究対象者は非フロリデーション地域の人よりも有意差はありませんが，成人期にわずかに高い平均知能指数を示しました．ダニーデン研究の対象者は欧州や北米環境の集団と特性が似通っています．また，NZのCWFのフッ化物濃度は0.7〜1.0 ppmFで諸外国と同水準です．したがって，本研究結果は類似の集団に普遍化できる可能性が高いといえます．

　最近（2017年）に発表されたスウェーデンにおける大規模調査[38]でも，飲料水中フッ化物濃度と知能評価スコアとの関連性は否定されています．調査は1985〜1992年出生の70万人を越える対象者によるもので，ほとんどすべての子どもは16歳時点で，また2009年までに軍に入隊した男子は追加試験を受け，その知能評価データが分析されました．認知テスト，非認知テスト，さらに数学試験のスコアのいずれも，対象者出身地における飲料水中フッ化物濃度との関連性は全く認められなかったのです．

　一方，2017年にカナダ，アメリカ，メキシコの共同グループは，メキシコで299組の母子を対象に行った研究で，妊娠前のフッ化物曝露が高いほど4歳および6〜12歳の子どもの認知機能テストのスコアは低かったと報告しました[39]．この報告に対してADAは，「メキシコでは食塩のフロリデーションと地域の水道水に天然に幅広くフッ化物が存在するため，メキシコのフッ化物の摂取は米国とはきわめて異なる．メキシコの所見は水道水中のフッ化物濃度が調整されている米国には当てはまらない」というコメントを出しました[40]．さらに，生命科学編集委員会メンバーの1人であるバーネット（J. R. Barnett）は，「本研究では299組を対象に追跡研究されているものの，他の神経毒性物質への全曝露を含む，測定されていないこれらの変数の影響を排除することはできていない」と指摘しました[41]．そして，メキシコ研究報告を受け吟味したうえで，ADAと米国産婦人科学会（ACOG）が「今日において，両専門機関は水道水フロリデーションを推奨する」との共同声明を発表[42]していることは重要といえます．いずれにしても，水道水フロリデーションの知能への影響に因果関係があるという科学的根拠はありません．

3 フロリデーションと歯のフッ素症

　フロリデーション研究のきっかけは，20世紀の初頭に，現在では重度の歯のフッ素症とよばれる褐色斑と実質欠損のある見映えのよくない歯が発見されたことでした（第9章を参照）．ここでは，歯のフッ素症とフロリデーションの関係に焦点を当てていきます．

1) 歯のフッ素症とは何か[43,44]

　歯のフッ素症とは歯の表面の変化であり，顎の中でエナメル質が形成される生後からおおよそ8歳までの幼少期に，長期にわたり過量のフッ化物を摂取することが原因で引き起こされるエナメル質減形成の歯です（**図26**）．歯が萌出して初めて明らかになります．

　歯のフッ素症は顎の中で歯が形成されている間におこるので，歯の萌出後に過量のフッ化物を摂取しても発生することはないため，8歳を超える子どもや成人には歯のフッ素症のリスクはありません．ここで注意したいのは，エナメル質の表面に生じる発育異常には，フッ化物の過剰な摂取以外にも多くの原因があることです．外傷，炎症，熱性疾患，内分泌系疾患，薬剤の連用などによります．

2) 生物学的指標としての歯のフッ素症

　1993年に，米国で生物学的にフッ化物の欠乏，適正摂取あるいは過剰摂取を確認するために，フッ化物の生物学的指標バイオマーカー（fluoride biomarker）が検討されました．フロリデーションの実施により，歯の形成期に摂取されたフッ化物は歯に取り込まれ，歯質強化に役立ちます．

　また，エナメル芽細胞を刺激して，"疑問"，"非常に軽度"または"軽度"な白斑所見を生じさせることがあります．飲料水中のフッ化物が過量になれば，中等度あるいは重度の歯のフッ素症を発症してしまいます．そのため，適正なフッ化物摂取後の生物学的反応過程を反映する指標として最も有益な歯のフッ素症は，客観的に判定され評価される必要がありま

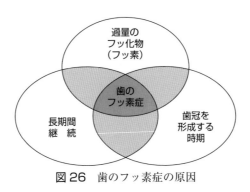

図26　歯のフッ素症の原因

表6 H. T. ディーンによる歯のフッ素症の分類（1942年）

分類 点数	分類基準：エナメル質様相の定義
正常 0	滑らかで，光沢があり，薄いクリーム状の白色の透明感のある表面．
疑問 0.5	少数の白紋または白斑．
非常に軽度 1.0	小さな不透明な，紙様白濁部が歯面の25％以下にみられる．
軽度 2.0	不透明な白濁が歯面の50％以下を占める．
中等度 3.0	全歯面の白濁．咬合面に顕著な咬耗．褐色の着色が認められることがある．
重度 4.0	全歯面の白濁．陥凹部の分離と融合．褐色の着色．

す[45,46]．

3）歯のフッ素症の分類

　歯のフッ素症の程度を分類する方法で，ディーン（Dean）が提唱した分類は簡便なので，国際的に最も良く用いられています．その分類と各々の点数ならびに定義を**表6**に示します[47]．"非常に軽度"から"軽度"の段階では，一見しても一般の人にはすぐにはわからない程度で，判断するには通常訓練を受けた専門家の目が必要となります．これと対照的に，中等度から重度の歯のフッ素症は，歯の色と表面形態の異常をきたし，美容上，審美的に好ましくない変化が特徴で，一見してわかります．多くの研究者たちは，中等度から重度に進行した歯のフッ素症は機能的な問題よりむしろ審美的な影響の方が大きいと考えています[48]．
　また，米国環境保護局や公衆衛生局長官も好ましくない歯のフッ素症の問題点は健康面よりも審美的な面であるとの考え方を支持しています．したがって，歯のフッ素症の大半を占める非常に軽度または軽度の症例は病気ではなく，フロリデーションによるフッ化物の適正摂取により歯に発現した現象と考えられます[48]．

4）歯のフッ素症の割合

　1986～1987年に米国歯学研究所（NIDR）が行った米国の12～15歳児のフッ素症に関する調査結果を棒グラフ（黒）に示します（**図27**）．児童は様々なフッ化物供給源（フロリデーション水，食事，飲み物，フッ化物配合歯科製品，フッ化物サプリメント）からフッ化物を摂取していました．さらに，ここで注目すべきは，米国において法的規制に関わる水質の

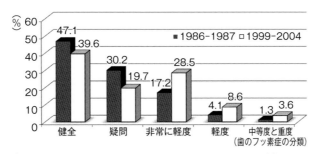

(Beltran-Aguilar ED, et al.: NCHS Data Brief No.53: 2010. より)
図27　米国12〜15歳児における歯のフッ素症の割合

フッ化物濃度上限値が4 ppmなのです．

非常に軽度以上の歯のフッ素症が22.6％の児童に認められ，その中で中等度ないし重度の歯のフッ素症は歯のフッ素症全体の1.3％でした．いい換えると，歯のフッ素症分類の全体の98.7％は非常に軽度または軽度な段階であり，エナメル質に限局した白斑でした[8]．

1999〜2004年には米国健康栄養調査が行われました．米国を代表するサンプリングによる歯のフッ素症のデータが棒グラフ（白）です（図27）．この調査結果から，中等度と重度の歯のフッ素症の割合は3.6％でした[49,50]．

以上から，歯のフッ素症は増加傾向にあるといえます．この期間に生じた変動要因として，フロリデーション水，乳児用ミルクや食品，フロリデーション水で加工した食品や飲料，フッ化物サプリメント，フッ化物配合歯磨剤の飲み込みなど多様な経路でフッ化物を摂取するようになったことが推定されます．どのフッ化物製品が歯のフッ素症の原因になったか特定することは難しいのですが，歯のフッ素症の増加はフッ化物製品の不適切な摂取が大きな原因となっていると考えられています[51,52]．

そのため，米国では歯のフッ素症発現のリスク減少の取り組みが行われています[53]．就学前児の歯磨剤の適正な使用と，フッ化物サプリメントの適正な使用を呼びかけています[54]．

また，オーストラリアにおける歯のフッ素症発現のリスク減少対策は，「水道水フロリデーションの実施地区でも非実施地区でも，いずれにしても液剤や錠剤のフッ化物サプリメントの使用を止めること」という点で米国と異なっています[55]．

なお，現在の日本においては，水道法でフッ化物濃度は「0.8 ppm以下」と定められており，フッ化物サプリメントも入手できません．将来，水道水フロリデーションが実現した場合にも，この基準を守っている限り，問題となる歯のフッ素症が生ずるリスクはありません．

5）米国における水道水フロリデーション濃度と日米の違い

このようなフッ化物製剤の不適切な使用の是正と並行して，2015年に米国公衆衛生局（PHS）はう蝕予防のための飲料水中のフッ化物濃度に関する勧告で，フッ化物摂取が過剰に

ならないように水道水フロリデーションの至適フッ化物濃度として 0.7 ppmF を推奨しました．

　わが国の飲料水中のフッ化物濃度の上限は 0.8 ppm と決められ，米国の基準値 0.7 ppm は至適濃度であり，上限値は別に定められています．一方，日本では上限値だけが設定されています．

　米国では国民の健康を守るため，安全飲料水法のもとで米国環境保護局（EPA）がフッ化物を含めた様々な物質の飲料水基準を設けています．米国には天然由来で，至適範囲よりも高いフッ化物濃度をもつ地下水の地域があります．このため連邦条例は，この地域の上水道では天然由来のフッ化物濃度は 4 ppm を上限と定め，さらに安全飲料水法ではこの 4 ppm を許容上限量（MCL）とされ，第一次上限濃度といいます．MCL の基準により，公共の上水道に自然に含まれるフッ化物濃度が MCL（4 ppm）を超える場合は，水道局はフッ化物濃度を MCL よりも低い値に下げなければなりません．

　また，EPA は第二次上限濃度（SMCL）を 2 ppm とし，フッ化物濃度がこの値を超える場合には，水道局は住民に通知するよう義務付けています．小児が天然のフッ化物濃度 2 ppm を超える飲料水を毎日摂取すると，形成中の永久歯に中程度〜重度の歯のフッ素症を発現するリスクが生ずること，すなわち，全身的な健康被害はありませんが審美的な問題が生じることを警告しています[56]．日本には，米国のような第一次および第二次上限濃度の基準は設けられていません．

6）わが国における歯のフッ素症

　1931 年に，正木 正らは日本におけるいわゆる斑状歯（mottled teeth）の地理的分布を専門誌（歯科医学）に発表しています．これは米国のディーンの報告の 2 年前です．その後も斑状歯（歯のフッ素症）に関する疫学調査が行われました．正木らの研究の着眼点は斑状歯の解消にあり，フッ化物の利益であるむし歯予防には向けられませんでした．

　わが国には天然フッ化物濃度の高い地域も存在したので，歯のフッ素症の分布が調査，報告されています．1980 年代半ばに飯島らは青森県北津軽地方での飲料水中フッ化物濃度 0.31〜2.5 ppm の地区を調査し，1.5 ppm を超えるフッ化物濃度地区で審美的に問題となる歯のフッ素症を観察しています[57]．また，1994 年に筒井らは北関東の 26 地区，天然水源フッ化物濃度 1.4 ppm までを調査し，審美的に問題となる中等度以上の歯のフッ素症は認められなかったと報告しています．図 28 に水道水中のフッ化物濃度と歯のフッ素症の発現状況を示しています[58,59]．

　今日，わが国の歯科健診等の現場で，歯のフッ素症を診る機会は皆無といって良いのです．なぜなら，わが国の水道法の上限フッ化物濃度である 0.8 ppm では，審美的に問題となる歯のフッ素症を生ずる可能性はきわめて低いと考えられるからです．

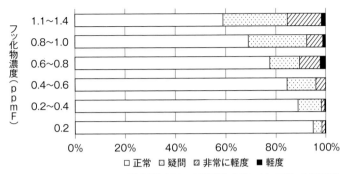

(筒井昭仁ほか：口腔衛生会誌．44：1994．より引用)

図28　北関東地区における飲料水中フッ化物濃度と歯のフッ素症度別の割合とCFI

以上のように，多数の研究者が水道水フロリデーションの安全性について研究してきました．その結果，フロリデーションの安全性は70年以上にわたる実践経験とこれまでに蓄積されてきた膨大な数の科学的な証拠によって裏付けられています．

WHOや国際歯科連盟（FDI），米国公衆衛生局（USPHS）など，世界中の多くの保健機関がフロリデーションによるむし歯予防の安全性にお墨付きを与え，フロリデーションによる公衆衛生的な利益を認めているのです．

> **➡ CFI（地域歯のフッ素症指数）[47,60]**
> 　地域における歯のフッ素症の発現状況を基に，当該地域の歯のフッ素症の流行の程度を示す指標としてCFIが提案されています．公衆衛生的に見た歯のフッ素症の評価です．歯のフッ素症は疑問型（0.5），非常に軽度（1），軽度（2），中等度（3），重度（4）に分類され点数化されています（p.46参照）．対象集団の個人ごとに点数化されて，その集団平均値によって地域を診断します．CFIが0.6以上の地域は，歯のフッ素症の流行が認められ公衆衛生上問題のある地域で，飲料水中フッ化物濃度を下げる方策が必要です．CFIが0.4から0.6は境界領域の地域です．0.4未満の地域は歯のフッ素症の発現には問題がない地域と診断されます．

4　フロリデーションとリスクコミュニケーション

1945年にアメリカ合衆国ミシガン州のグランドラピッズの上水道がフロリデーションされる際に，世界ではじめての事業に市民の一部は心配しました．フロリデーションに対する懸念にまつわる逸話があります．当初，グランドラピッズのフロリデーションは1945年1月1日から実施予定でしたが，機器の整備の遅れから3週間ほど開始が延期されました．その間に，フロリデーションが開始されたと誤解した住民から，"体重が急増した""入浴したら発疹がでた"という苦情が寄せられたそうです．未知なるむし歯予防方法に対する不安と誤

解に基づく先入観の事例といえましょう．

1950年以降，フロリデーションの拡大に伴い反対運動が起こりました．それは少数で小規模な反対派でしたが，その活動は宗教にも似た狂信的なもので，マクニール（McNeil）は米国人の最大の関心事，"死，税，野球"にこの激しいフロリデーション反対運動を新たに加えて，フロリデーション反対闘争を"アメリカの長期戦争"と評したほどです．

地域社会におけるフロリデーション導入にあたり，住民の理解と政策決定者の適切な判断のためには，どのようにコミュニケーションを図るかという重要な課題があります．

1）リスク・コミュニケーションとは何か

ある特定のリスクについての情報を，利害関係をもつ人の間で共有し，相互に意思の疎通を図ることです．「リスクについての個人，機関，集団間での情報や意見のやりとりの相互作用的過程」と定義されています．リスク・コミュニケーションには2つの領域があり，行動の決定が個人にゆだねられる「個人的選択」と行動の決定を社会全体で決めていく「社会的選択」です．フロリデーションは社会全体での選択の問題であり，社会的に受容されていきます．

2）両面的（双方向）コミュニケーション

一般的に保健情報は，知識量の多い専門家サイドから比較的知識量の少ない市民への「一方向の流れ」となっています．特にフロリデーションに関する情報は僅少なので，ますます「一方向の流れ」になり，いかに「正しい事実の良い面を伝える」かが大切です．自然の摂理にかなった，70年以上の実績に裏付けられた科学的根拠に基づくフロリデーションは安全性に優れた公衆衛生的むし歯予防手段です．限りなくリスクは小さいといえましょう．しかしながら，このむし歯予防方法に不安を抱く歯科保健関係者や市民がいることは事実です．それはフロリデーション研究のスタートが「歯のフッ素症」の原因究明から発したことによると考えられます．

本章の前半で述べたように，歯のフッ素症に関する科学的な解明については立証済みです．審美的に問題となる中等度から重度の歯のフッ素症の発症を未然に防ぐ必要があります．しかしながら，疑問型から軽度の段階の「歯のフッ素症」は病気ではありません．審美的にも問題をきたしません．実際に，一般住民（255名）を対象に審美評価を行った報告があります[61]．図29のように，軽度以下の歯のフッ素症に対する審美評価点数は，う蝕や充塡歯の評価点数よりも著しく低く，一方，健全歯の点数とは同程度で有意差が認められませんでした．歯科保健分野の従事者はもとより，住民側にも歯のフッ素症に対する正しい理解が求められるでしょう．

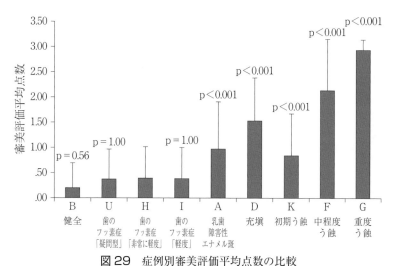

図29 症例別審美評価平均点数の比較
9症例に対する平均点数±SD，p：歯のフッ素症「非常に軽度」Hとの検定結果

3）リスク認知とフロリデーション

（1）恐ろしさ因子と未知性因子

リスクを評価する際の2つの視点とは，「恐ろしさを感じるか」（恐ろしさ因子）と「知っているものか」（未知性因子）です．

（2）スロビックのリスク認知地図

1987年にスロビック（Slovic）は，米国人の81種類の技術リスクに対するリスク認知を二次元で示しました（**図30**）[62]．フロリデーションは水道水の塩素消毒よりやや未知性が高いものの，恐ろしさの程度はほぼ同等でした．

（3）日本におけるフロリデーションの認知調査

筒井ら[63]は，ウェブ上で10県の30歳代の子をもつ母親を対象にフロリデーションの認知調査を行ったところ，各種フッ化物利用方法の中でフロリデーションの未知性は最も高く（情報量が少ない），恐ろしさ因子も高い位置であったと報告しています．

（4）フロリデーション導入に向けての指針

科学的に有効性，安全性の実証されたフロリデーション導入に際しては，地域における関係者の合意づくりは欠かせません．次の3つの対策を実行していくことが大切となります[64]．

①未知性因子対策

フロリデーションに関する事実を知れば，不安はどんどん小さくなるでしょう．フロリデーションは，私たちの暮らしの中で約1 ppmFというフッ化物濃度を含んだ水で生活している地域ではむし歯が少ないという事実に基づいています．自然の摂理に習ったむし歯予防方法なのです．現在，むし歯予防として，家庭ではフッ化物配合歯磨剤が広く用いられ，歯

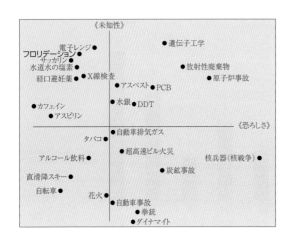

図30 スロビックのリスク認知地図(一部抜粋)

科診療室ではフッ化物歯面塗布,学校等の施設では集団応用フッ化物洗口が実施されています.これらのフッ化物利用の原点はフロリデーションなのです.歯科関係者は住民に対してフロリデーションに関する正しい情報を発信して推奨していくことが肝要になります.フロリデーションの未知性を下げていくことは可能です.

②恐ろしさ因子対策

フロリデーションに「恐ろしさ」の要素は実態としてありません.また,晩発リスクや災害規模の大きなリスクもありません.フロリデーションに関する「恐ろしさ」因子として,一部のフロリデーション反対グループが「フッ素は毒,環境汚染物質,がんやダウン症の発症」などという具体的に怖い言葉を声高に発して住民に恐怖感を与えます.これらに対処するには,まず歯科関係者がフロリデーションを正しく理解しなければなりません.そして,正しい科学的データに基づいた正確な情報を発信し,住民への啓発活動が大切となります.

③ベネフィット認知対策

赤ちゃんから高齢者に至るまで生涯を通して,平等公平なむし歯予防手段としてのフロリデーションの有効性を広く発信し,住民のフロリデーションの認知度を上げていくことから着手することです.フロリデーションの実現により,歯科診療の予防面の充実,障がい者や高齢者のみならずすべての地域住民の歯ならびに全身の健康管理の向上をもたらします.

国際的には多くのフロリデーション導入の国と地域があります.アジアにおいて,シンガポールと中国香港行政区では100%の実施率で,隣国韓国では地道な実績づくりが進められており,それぞれフロリデーションの有効性が明らかになっています(第7章世界のフロリデーション参照).

21世紀の国際社会で,地域全体のむし歯予防手段であるフロリデーションの実際を知る機会は多くなっています.米国や豪州などの海外のフロリデーション地域で生活した人びとは,むし歯予防方策のフロリデーションについて応分の知識を得ているでしょう.彼ら帰国

者と帰国子女にとっては，公衆衛生施策の実施されていない日本の実情を異質と感じるかもしれません．わが国においても，国際標準のむし歯予防手段であるフロリデーションの環境整備によって地域単位での歯の健康づくりへの道が拓かれることが望まれます．

文　献

1) 米満正美ほか：新予防歯科学，医歯薬出版，東京，2005，p.108，109.
2) アーネストニューブラン：水道水フロリデーション　実証済の安全かつ効果的な公衆衛生手段，スライド解説冊子．第30回むし歯予防全国大会，東京，スライド81．2006，10/28.
3) Dunning JM：Principles of Dental Public Health. 2nd. ed. HARVARD UNIVERSITY PRESS, Cambridge, Massachusetts, 1970, p.374.
4) Richard Doll, Richard Peto：The Cause of Cancer；Quantitative Estimate of Avoidable Risks of Cancer in the United States Today, Journal of the National Cancer Institute 66：1191-1308, 1981.
5) 坪野吉孝：食べ物とがん予防　健康情報をどう読むか，文藝春秋，東京，2002，p.17.
6) WHO：Fluoridation and dental health, World Health Organization（WHA22.30）；July23, 1969.
日本語訳；日本歯科医師会訳：世界保健機関（WHO）第22回総会における上水道フッ素化の決議及びその審議記録（1969年7月23日），1970.
7) Royal College of Physicians：Fluoride, teeth and health. Pitman Medical, London, 1976.
8) US Department of Health and Human Services, Public Health Service, Review of fluoride：benefits and risks. Report of the Ad Hoc Subcommittee on Fluoride. Washington, DC, February 1991.
9) ADA：Fluoridation Facts 2005, Chicago Illinois, 2005, p.69.
10) ADA：Fluoridation Facts 2005, Chicago Illinois, 2005, p.27, 28.
11) Gordon SL, Corbin SB：Summary of workshop on drinking water fluoridation influence on hip fracture on bone health, Osteoporosis Int 2：109-117, 1992.
12) Suarez-Almazor ME, Flowerdew G, Saunders LD, Soskolne CL, Russell AS：The fluoridation of drinking water and hip fracture hospitalization rates in two Canadian communities, Am J Public Health 83（5）：689-693, 1993.
13) Jacobsen SJ, O'Fallon WM, Melton LJ：Hip fracture incidence before and after the fluoridation of the public water supply, Rochester, Minnesota. Am J Public Health 83（5）：743-745, 1993.
14) Hillier S, Cooper C, Kellingray S, Russell G, Hughes H, Coggon D：Fluoride in drinking water and risk of hip fracture in the UK：a case-control study, Lancet, 355（9200）：265-269, 2000.
15) Phipps KR, Orwoll ES, Mason JD, Cauley JA：Community water fluoridation, bone mineral density, and fractures：prospective study of effects in older women. Br Med J 321（7265）：860-864, 2000.
16) Bucher JR, Hejtmancik MR, Toft JD II, Persing RL, Eustis SL, Haseman JK：Results and conclusions of the National Toxicology Program's rodent carcinogenicity studies with sodium fluoride, Int J Cancer, 48：733-737, 1991.
17) Maurer JK, Cheng MC, Boysen BG, Anderson RL：Two-year carcinogenicity study of sodium fluoride in rats, J Natl Cancer Inst 82：1118-1126, 1990.
18) Banting DW：The future of fluoride, An update one year after the National Toxicology Program Study, JADA 122（8）：86-91, 1991.

19) Levy M, Leclerc B-S：Fluoride in drinking water and osteosarcoma incidence rates in the continental United States among children and adolescents, Cancer Epidemiol 36（2）：e83-88, 2012.
20) ADA：Fluoridation Facts 2005, Chicago Illinois, 2005, p.32, 33.
21) Knox EG：Fluoridation of water and cancer：a review of the epidemiological evidence, Report of the Working Party, London：Her Majesty's Stationary Office, 1985.
22) Hodge HC, Smith FA：Occupational fluoride exposure, J Occup Med 19：12-39, 1977.
23) University of York Centre for Reviews and Dissemination, CRD Report18-Systematic review of the efficacy and safety of the fluoridation of drinking water. 2000. Executive Summary, Available at ＜http://www.york.ac.uk/inst/crd/report18.htm＞.
24) Leone NC, Leatherwood EC, Petrie IM, Lieberman L：Effect of fluoride on thyroid gland：clinical study, JADA 69：179-180, 1964.
25) Peckham S, Lowery D, Spenser S：Are fluoride levels in drinking water associated with hypothyroidism prevalence in England? A large observational study of GP practice data and fluoride levels in drinking water, J Epidemiol Community Health 2015.
26) David Robert Grimes, Gray Labs, University of Oxford, UK：Commentary on "Are fluoride levels in drinking water associated with hypothyroidism prevalence in England? A large observational study of GP practice data and fluoride levels in drinking water", JECH Online First, published on March 18, 2015 as 10.1136/jech-2015-205708
27) Challacombe SJ：Does fluoridation harm immune function?. Comm Dent Health 13（Suppl 2）：69-71, 1996.
28) US Department of Health and Human Services, Centers for Disease Control, Dental Disease Prevention Activity, Update of fluoride/acquired immunodeficiency syndrome（AIDS）allegation, Pub. No. FL-133. Atlanta；June 1987.
29) National Research Council, Health effects of ingested fluoride. Report of the Subcommittee on Health Effects of Ingested Fluoride, National Academy Press, Washington, DC, 1993.
30) Kram D, Schneider EL, Singer L, Martin GR：The effects of high and low fluoride diets on the frequencies of sister chromatid exchanges, Mut Res 57：51-55, 1978.
31) Li Y, Dunipace AJ, Stookey GK：Lack of genotoxic effects of fluoride in the mouse bone-marrow micronucleus test, J Dent Res 66（11）：1687-1690, 1987.
32) Zeiger E, Gulati DK, Kaur P, Mohamed AH, Revazova J, Deaton TG：Cytogenetic studies of sodium fluoride in mice, Mutagenesis 9（5）：467-471, 1994.
33) Dunipace AJ, Zhang W, Noblitt TW, Li Y, Stookey GK：Genotoxic evaluation of chronic fluoride exposure：micronucleus and sperm morphology studies, J Dent Res 68（11）：1525-1528, 1989.
34) Li Y, Zhang W, Noblitt TW, Dunipace AJ, Stookey GK：Genotoxic evaluation of chronic fluoride exposure：sister-chromatid exchange study, Mut Res 227：159-165, 1989.
35) Choi, AL et al：Developmental Fluoride Neurotoxicity：A Systematic Review and Meta-Analysis, Environ Health Perspect, Oct；120（10）：1362-1368, 2012.
36) American Academy of Pedatrics：Harvard Study on Fluoride & Neurotoxicity：Not What it Seems. http://www.ilikemyteeth.org/harvard-study-fluoride-neurotoxicity/（accessed May 28, 2014）
37) Broadbent JM, Thomson WM, Ramrakha S, Moffitt TE, Zeng J, Lyndie A, Page F, Poulton R：Com-

munity water fluoridation and intelligence : Prospective study in New Zealand. Am J Public Health 105（1）: 72-76, 2015. Published Online : May 15, 2014

38) Linuz Aggeborn, Mattias Ohman : The Effects of Fluoride in the Drinking Water, Institute for Evaluation of Labour Market and Education, Policy, 2017.

39) Morteza B, Deena T, Howard Hu, E et al : Prenatal fluoride exposure and cognitive outcomes in children at 4 and 6-12 years of age in Mexico. Environ Health Perspect 125（9）: 2017. doi : 10.1289/EHP655.

40) ADA : ADA responds to study suggesting association between lower IQ and fluoridation, ADA News September 20, 2017.

41) Julia R. Barrett : Low prenatal exposures to fluoride : Are there neurotoxic risks for children?, Environ Health Perspect 125（10）: Science Selection, 2017. doi : 10.1289/EHP2289.

42) ACOG News（https://twitter.com/acognews/status/910949069975113728）

43) ADA : Fluoridation Facts 2005, Chicago, Illinois, 2005, p28-30.

44) NPO法人日本フッ化物むし歯予防協会編：日本におけるフッ化物製剤（第10版），口腔保健協会，東京，2016, p.49-51.

45) WHO expert committee on oral health status and fluoride use : Fluorides and oral health, WHO technical report series, Geneva, 1994, p.12-14.

46) 高江洲義矩 監修：フッ化物と口腔保健（日本語訳）—WHOのフッ化物応用と口腔保健に関する新しい見解—，一世出版，東京，1995, p.20-22.

47) Dean HT : The investigation of physiological effects by the epidemiological method. In : Moulton FR, ed. Fluorine and dental health, American Association for the Advancement of Science, Publication No. 19. Washington DC ; 1942 : 23-31.

48) Institute of Medicine, Food and Nutrition Board : Dietary reference intakes for calcium, phosphorus, magnesium, vitamin D and fluoride. Report of the Standing Committee on the Scientific Evaluation of Dietary Reference Intakes, National Academy Press, Washington, DC, 1997.

49) Beltran-Aguilar ED, Griffin SO, Lockwood SA : Prevalence and trends in enamel fluorosis in the United States from the 1930 s to the 1980 s, JADA 133 : 157-165, 2002.

50) Beltran-Aguilar ED, Barker L, Dye BA : Prevalence and Severity of Dental fluorosis in the United States, 1999-2004, NCHS Data Brief No. 53 : 1-7, November 2010.

51) Pendrys DG, Stamm JW : Relationship of total fluoride intake to beneficial effects and enamel fluorosis, J Dent Res 69（Spec Iss）: 529-538, 1990.

52) Jackson RD, Brizendine EJ, Kelly SA, Hinesley R, Stookey GK, Dunipace AJ : The fluoride content of foods and beverages from negligibly and optimally fluoridated communities, Community Dent Oral Epidemiol 30（5）: 382-391, 2002.

53) ADA : Fluoridation Facts 2005, Chicago, Illinois, 2005, p.30, 31.

54) Pendrys DG : Risk of enamel fluorosis in non-fluoridated and optimally fluoridated populations : considerations for the dental professional, JADA 131（6）: 746-755, 2000.

55) オーストラリア・ヴィクトリア州の健康局（Department of Health, Victorian Government）編：水道水フロリデーションQ&A：Water Fluoridation : question and answers（2009年）翻訳版．第60回日本口腔衛生学会，千葉県松戸市，2011, p.23.

56) ADA：Fluoridation Facts 2005. Chicago, Illinois, 2005, p.40, 41.
57) 飯島洋一ほか：天然フッ素地区・北津軽における飲料水中 F 濃度別の歯牙フッ素症発現に関する疫学的研究, 口腔衛生会誌 37；688-696, 1987.
58) 筒井昭仁ほか：飲料水中フッ素濃度と歯牙フッ素症および非フッ素性白斑発現の関係, 口腔衛生会誌 44：329-341, 1994.
59) Tsutsui A, Yagi M, Horowitz, AM：The prevalence of dental caries and fluorosis in Japanese communities with up to 1.4 ppm of naturally occurring fluoride, J Public Health Dent 60：147-153, 2000.
60) 石井敏文ほか監訳：口腔診査法 4―WHO によるグローバルスタンダード―, 口腔保健協会, 東京, 1997, p.33, 34.
61) 田口千恵子, 有川量宗, 小林清吾：一般住民による前歯の審美評価, 日大口腔科学, 2018. in press
62) Slovic P：Perception of Risk, Science 236：280-285, 1987.
63) 筒井昭仁, 安藤雄一：ウェブ調査（web-based survey）によるフッ化物応用に関するリスク認知, 口腔衛生会誌 60：119-127, 2010.
64) NPO 法人日本フッ化物むし歯予防協会編：日本におけるフッ化物製剤（第 10 版）, 口腔保健協会, 東京, 2016, p.75-77, 181-187.

「フロリデーション水を赤ちゃんが飲用しても安全です」

　水道水フロリデーションが広く給水人口の約75％に普及している米国で，歯科医師会は本課題について次のように解説しています．

　その中では，まず「水道水フロリデーションは安全で，安価で，小児から成人までのむし歯予防に有効な，最善の公衆衛生施策である」との基本方針が示されています．そして，粉ミルクの調整についても「軽度斑状歯が生じるとしても問題ありません」（Fluoride and Infant Formula；Frequently Asked Questions（FAQ），2013年）と述べられています．

　その解説として，「粉ミルクをフロリデーション水で調整することは安全です．もし，ほとんどが人工乳である場合，フロリデーション水を用いていると，軽度（マイルド）の斑状歯にある機会が増加します（確率が増えます）．しかし，斑状歯は全身の健康を害するものではないし，歯の状態を悪くすることでもない」と説明しています．この時の軽度斑状歯とは，歯科医師が注意をしてみないと見わけがつかないほどうっすらした白斑が特徴です．

　ここではさらに追加質問が続いており，「自分の子どもに斑状歯ができる機会を減らしたい場合にはどうしたらよいですか？」に対して，「その場合は母乳をあげる」，「既成の調整ミルクを使う」または「フッ化物濃度の低い飲料水を用いる」との説明が加えられています．

　また，米国小児科学会（2013年）も米国歯科医師会と同様の見解を示しています．すなわち「斑状歯が生じるとしてもそれは程度が軽度なものであり，粉ミルクをフロリデーション水で調整することは問題ない」としています．さらに，米国小児歯科学会（2013年）報告では「近年，米国では人工乳のフッ化物濃度が0.1〜0.3 ppmに規格化されたこと，また水道水のフッ化物濃度基準が全国一律に0.7 ppmに変更されたことにより，本話題はさらに小さな問題になるでしょう」との見解が示されています．

（浪越建男・小林清吾）

第4章
水道水フロリデーションの必要性

1　生涯にわたるむし歯予防の大切さとフロリデーション

　20世紀の前半，国内外の歯科界ではむし歯は子どもの病気であると認識されていました．1945年に水道水フロリデーションが開始された頃は，子どものむし歯予防手段と考えられていました．米国の一部の高齢者層からは，自分たちの歯の健康の利益にならないので税金の無駄使いであるとフロリデーション反対の意見が寄せられました．それが20世紀後半になり，フロリデーション地域における疫学調査研究によって，成人と高齢者におけるむし歯予防効果が明らかになるにつれて，本方法が赤ちゃんから高齢者までの生涯にわたる唯一のむし歯予防手段として確立してきました．

　わが国では1989年より「8020運動」が始まりました．これは歯の健康寿命の延伸を目指す運動です．2016年の歯科疾患実態調査によれば，健常者対象の調査ではありますが，8020達成者は5割を超えたと報告されています[1]．それだけ高齢者の現在歯数が増えたことであり，生涯自分の健康な歯で暮らすためにむし歯予防の公衆衛生施策としてフロリデーションの必要性はますます高まっています．

1）予防に勝る治療なし

　むし歯はありふれた病気ですが，全身の健康と生活を脅かします．これまで多くの人びとはむし歯に悩まされ，肉体的，精神的ならびに社会的な負担を強いられてきました．むし歯は快適な暮らしとは裏腹に，痛みと腫れ，不快と不安，不眠，早退と欠席・欠勤，勉学や勤労意欲の低下，自尊心の低下をもたらしてきました[2]．

　いったんむし歯の穴ができると，風邪やけがと違ってむし歯は自然に治ることはありません．昨今，治療機器や治療技術が長足の進歩を遂げ良質な歯科材料も開発され，治療した歯も長もちするようになってきました．しかしながら，高度な技術で治療した歯であっても健全な歯に比べるとむし歯の再発という厄介な問題を引き起こす危険度は高いので，健康な歯に勝るものはありません．こうした治療の悪循環を断って健康な歯を守るには，むし歯の初発を抑え込むことが大切となります．むし歯は予防可能な病気です．もとを絶つことが大事です．このように病気の発生を未然に予防することを第一次予防（primary prevention）といいます[3]．

これまでの歯科医学研究の成果として，最善のむし歯予防手段はフッ化物の利用です．中でも水道水フロリデーションは給水地域の住民に公平にむし歯を予防する手段であり，子どもから高齢者の歯を守ります．

2) 歯の健康の大切さ

フィンランドの中西部にあるオウル大学のラルマス（Larmas）は，むし歯予防で活躍した研究者です．かつて，彼は歯の健康の大切さを3段階の不可逆的な"死"に例えて「歯にとって第一の不可逆的な所見はエナメル質の欠損で，むし歯（う窩）である．第二の段階は抜髄であり，最終の段階は抜歯である」と説明しました．これは歯の自然史そのものです．歯の一生と考えることもできます．健康な歯を守るとは，これらの歯の3段階の不可逆的な進行を回避することを意味します．

歯を失う二大原因はむし歯と歯周病です．重度の歯周病により抜歯となった歯の大半も，同時にむし歯に罹っていることが多いのです．図31はむし歯発生後の歯の悪循環を示したものです．大きな歯冠補綴物は歯周病（歯槽膿漏）を併発しながら，年齢が進むにつれて歯は失われていきます．むし歯の終着駅は無歯顎であり，総入れ歯となります[4]．

3) エナメル質を守る

歯はエナメル質の破壊がもとになり，抜髄と抜歯への道に引きずり込まれてしまいます．予防の観点からは，むし歯の発生を回避することが最も重要となります．組織学的には，エ

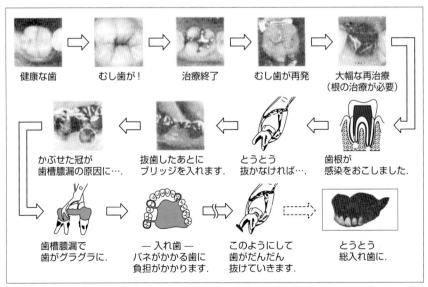

（子供の歯を守る会：一生自分の歯で食べるために．子供の歯を守る会会報，1991より）

図31 むし歯の運命図

ナメル質を守ることが肝心です．ここにむし歯予防の生物学的な出発点があります．

20世紀にむし歯の発生要因やフッ化物のむし歯予防メカニズムが明らかにされ，歯の健康のためにフッ化物が有効であると分かりました．フッ化物応用の原点は，飲み水に天然の形で微量に含まれているフッ化物を利用する水道水フロリデーションです．

今では，むし歯は予防可能な病気となってきました．治療から予防への転換をはかり，歯の健康づくりを一層おし進めることが歯科界に課せられた使命となっています．

2 むし歯の原因と予防方法

むし歯の原因とその予防という面から，フロリデーションの位置づけを考えてみたいと思います．20世紀に入ると，動物実験による基礎的な研究により，むし歯の原因が科学的に明らかにされてきました．1960年にはフィッツジェラルド（Fitzgerald）とカイス（Keyes）がラットの実験でむし歯が細菌による感染症であることを証明しました．その後も生物学的な立場から，むし歯の成り立ちについての考え方が示されてきました．

20世紀に劇的なむし歯予防の手段となったのはフッ化物の利用です．フッ化物がむし歯予防に有益であることが明らかになったのは，私たちの暮らしの中から見つけ出された事象でした．フッ素は自然界にあまねく存在している物質であり，飲料水中にも微量ながらフッ化物が含まれています．20世紀の疫学研究の結果，地域の飲料水中のフッ化物濃度が約1 ppmFで暮らしている人びとにはむし歯が少ないという事実が明らかにされたのです．フロリデーションのきわめて重要な特徴は，この方法が実験室での試験管内あるいは動物実験による研究成果をもとに開発されたむし歯予防手段ではなく，私たちの実生活の中から生み出された方法であるということです．

1）むし歯発生の模式図の変遷

むし歯は多要因性の疾患です．カイスの3つの輪と時間の要因を加えた「ニューブラン（Newbrun）の4つの輪」（**図32**）は，むし歯の発生原因をわかりやすく説明した概念図です[5~7]．むし歯は口の中に棲息する細菌が，発酵性の炭水化物を分解して作り出す酸によって歯からミネラル分が溶け出す（脱灰）ところから始まります．脱灰が再石灰化（ミネラル分の再沈着）を上回る場合には，う窩（むし歯の穴）を形成します．すでに，1889年にミラー（Miller）は化学細菌説を提示していました．20世紀後半になると，ファイアフコフ（Fejerskov）は生物学的要因に影響を及ぼす社会学的な要因（社会階層，教育，収入，知識，態度，習慣）を加味する概念図を提示しました（**図33**）[8]．むし歯発生にも社会の諸要因が関与します．疫学的に，社会階層，収入，教育の程度の違いにより，むし歯の多寡と格差を生み出していることが実証されています．社会経済的に恵まれない層では，むし歯予防から

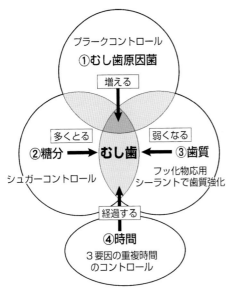
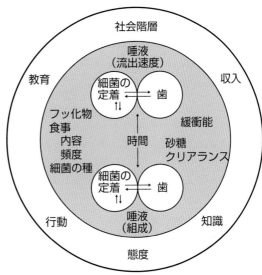

(Keyes, PH : JADA, 79：1969.
田浦勝彦ほか：フッ素の上手な使い方，口腔保健協会，東京，2009，p.23 より)

図32　むし歯の発生要因
ニューブランの4つの輪

(Fejerskov, O, et al：Risk assessment of dental caries. In：Bader J ed.. Risk assessment in dentistry. Chapel Hill, NC：University of North Carolina Dental Ecology, 1990, p215-217.より)

図33　社会経済学的な因子を加味したむし歯発生概念図

取り残されがちになります．そこで，フロリデーションが導入されれば，すべての地域住民のむし歯予防方法となるのです．

2) むし歯の予防方法とその科学的根拠の質

　今まで，わが国におけるむし歯の予防方法といえば，歯磨き・甘味制限・定期検診の3点セットでしたが，これらの3つの方法は科学的な根拠に乏しいことが指摘されています．

　欧米では，むし歯予防方法に関する科学的な根拠の質と勧告の強さを明らかにしています．**表7**は，米国予防医学研究班が示した各種むし歯予防方法の評価をまとめたものです[9,10]．歯磨きの時に，フッ化物配合歯磨剤を使わない空磨きの根拠の質はランクⅢと低く，勧告の強さもCランクです．ただし歯ブラシによる空磨きではむし歯予防効果を期待できませんが，歯肉の健康には有益であることが示されています．

　食事のコントロールに関して，甘い食品を控えることはむし歯予防として推奨されています．一方，フッ化物を利用できる環境下では国別の砂糖消費量と子どもの平均むし歯数の関連性は示されていません[11]．個人衛生として，歯の脱灰を抑えるため，頻回かつ不規則な間食や就寝前の飲食を控える食習慣の見直しが大切であると考えます．

　科学的根拠の質と推奨度の高いむし歯予防方法は，フッ化物を応用する方法です（**表7**）．その中で，地域単位でのフッ化物利用の代表が水道水フロリデーションです．水道水を利用

表7 各種むし歯予防方法の評価と推奨（米国予防医学研究班）

むし歯予防方法		根拠の質	勧告の強さ
フッ化物	全身応用：水道水フッ化物濃度調整	Ⅱ-1	A
	フッ化物錠剤		
	局所応用：フッ化物配合歯磨剤	Ⅰ	A
	フッ化物洗口，フッ化物歯面塗布	Ⅰ	A
シーラント		Ⅰ	A
食事のコントロール	甘い食品を控える	Ⅱ-1	A
	就寝時の哺乳瓶使用を止める	Ⅲ	B
個人的な歯科衛生	空磨きとフロス	Ⅲ	C
定期的な歯科検診		Ⅲ	C

根拠の質　Ⅰ；無作為コントロール研究の証拠あり　Ⅱ-1；無作為でない　Ⅲ；臨床的経験，記述的研究，委員会の報告に基づく社会的地位のある権威者の意見
勧告の強さ　A；勧告を指示する確かな証拠あり　B；勧告支持　C；証拠に乏しい．しかし，他の団体からは勧告される可能性あり

（U.S. Preventive Services Task Force：Guide to Clinical Preventive Services：Report of the U.S. Preventive Services Task Force. DIANE Pub. 1989. p.277，米国国立疾病管理センター（CDC），日本口腔衛生学会フッ化物応用委員会訳：米国におけるう蝕の予防とコントロールのためのフッ化物応用に関する推奨，口腔保健協会，東京，2002，p.44 より）

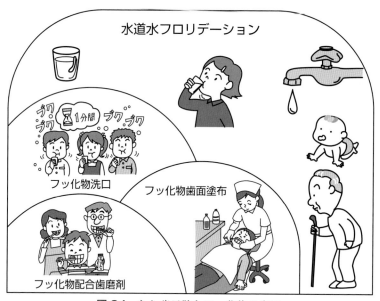

図34　むし歯予防とフッ化物の応用

するすべての地域住民の歯の健康を守ります．フロリデーションはフッ化物利用の原点であり，大規模で長期間の調査を根拠として，実施を勧告するレベルが最も高い方策とされています．

　フッ化物洗口は学校や保育園で集団利用され，参加している子どもに有益です．歯科医院や保健センターでは，フッ化物歯面塗布が行われています．歯磨きには，フッ化物配合歯磨

剤が使われるようなってきました．フッ化物歯面塗布や歯磨剤の使用は個人単位のフッ化物利用となります（図34）[12]．

3 健康格差社会と少子超高齢社会

　21世紀前半，わが国は人口減少の時代となっています．出生率が低下する一方，平均寿命が伸びたことによって，人口全体に占める子どもの割合（年少人口12.4％）が低下し，高齢者の割合（老年人口27.3％）が高まり，少子超高齢社会が進んできています．また，75歳以上の人口の割合は13.4％となっています（2016年推計値）．その一方で，生産年齢人口（15～64歳）の割合は60.3％に低下しています．少子超高齢社会に伴う子どもと高齢者の歯科に係わる健康課題をとりあげてフロリデーションの必要性について述べていきます．

1）子どもの貧困と健康問題

　厚生労働省が最新の貧困率（相対的貧困率＊）を発表しました．2015年子どもの貧困率（＊＊）は13.9％で前回の2012年では16.3％だったので，2.4％改善したことになります．

> ＊相対的貧困率
> 　ある国や地域の大多数よりも貧しい相対的貧困者の全人口に占める比率です．日本など比較的豊かな先進国でも高い割合となっています．
> ＊＊子どもの貧困率
> 　貧困率とは，世帯収入から国民一人ひとりの所得を試算して順番に並べた時，真ん中の人の所得の半分（貧困線）に届かない人の割合．子どもの貧困率は，18歳未満でこの貧困線を下回る人の割合をいいます．

　（1）乳歯のむし歯　～乳歯の未処置のむし歯は世界で10番目に多い有病率の高い病気～
　20世紀後半以降，わが国の子どものむし歯は減少してきました．近年では乳歯のむし歯を経験したことのない子どもが多くなっています．しかし，学校歯科保健統計調査によれば，幼稚園児の乳歯のむし歯は減ってきましたが，他の病気と比べ圧倒的に高い有病率を示しています．また，平成28年度歯科疾患実態調査では，5歳児でむし歯のある子どもは39％でした（2017年）．

　一方，世界の疾病負担に関する研究の2010年ランキングレポートによれば，乳歯の未処置むし歯有病者率は世界で10番目に高いと報告されています．乳歯は摂食，会話，微笑み，後継永久歯のための空隙確保から重要です．未だに子どものむし歯は国際的にも国内的にも無視できない病気なのです[13,14]．

　相田ら[15,16]はわが国における3歳児のむし歯の分布を解析して，3歳児のむし歯と社会経済

学的な要因を分析しました．その結果，地域の高学歴者の割合が最もむし歯有病者率と関連し，高学歴ほどむし歯が少ない傾向であったと報告しています．さらに，市町村平均課税対象所得が高いほどむし歯の有病者率は低率であったことを認めています．このように，乳歯のむし歯に社会経済的な因子が関連しています．

(2) 子どもの永久歯のむし歯

小中学生の永久歯のむし歯については，経験したことのない子どもの割合が5割を超えて，徐々に歯の健康の改善を示しています．しかしながら，むし歯の多寡において，様々な格差が認められます．都道府県間の格差，市町村間の格差，学校間の格差，個人間の格差です．健康日本21（第二次）の国民の健康の増進の推進に関する基本的な方向として第一番目の項目は「健康寿命の延伸と健康格差の縮小」です．歯科領域の課題の1つとしてむし歯の格差の縮小があげられます．子どもの永久歯のむし歯の分布として，むし歯のない子とむし歯の多い子との二極化が進んでいるとの見方がありますが，実際にはむし歯は階段状の「社会的勾配」(social gradient) を呈しており，すべての子どもが影響を受けています．また，縦断的にみていくと，グループ総人数の中では，新たに発生したむし歯の総数はハイリスクグループよりもむし歯の少ないグループから多く発生しているのです．むし歯予防の対象をハイリスク児に限定することなく，集団のすべての子どもを対象にすることが肝要となります．

2）高齢者の健康格差と8020運動

1980年代にわが国の女性の平均寿命が80歳を超えた頃，奥歯の平均寿命は歯のはえる年齢（第一大臼歯で6歳，第二大臼歯で12歳）を加えて計算すると第一大臼歯で34年，第二大臼歯で28年も短い悲惨な状態でした．生活の質の向上のため，生涯にわたり自分の健康な歯で食を楽しみ，人びとと交流して質の高い社会生活を送るために歯の喪失を抑えることは必要でしょう．

1989（平成元）年に厚生省（現・厚生労働省）と日本歯科医師会が提唱した"8020"は"はちまるにいまる"と読み，「8020運動」とは"80歳になっても20本以上自分の歯を保とう"という運動です．8020という数字は，永久歯の智歯（親知らず）を除く28本の歯のうち，少なくとも20本以上自分の歯があれば，ほとんどの食物を噛むことができ，おいしく食べられることから提唱されました．つまり，「高齢になっても20本以上自分の歯を保ちましょう」というのが，8020運動の主旨です．

8020運動提唱以前には，歯の喪失が10本以上の人は古たくわんや酢蛸のような硬い食べものが噛めないことが判明し，「歯の喪失は10本までに抑えよう」ということから当面は「8010」が目標とされていました．

(1) 8020達成者の推移（図35）

8020運動は国や市町村，民間の連携した取り組みが国民に徐々に伝わり，各地の歯科医師

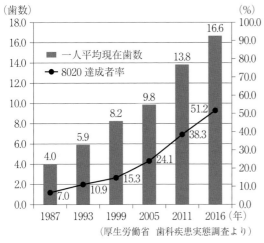

図35 8020達成者と現在歯数の推移
（厚生労働省 歯科疾患実態調査より）

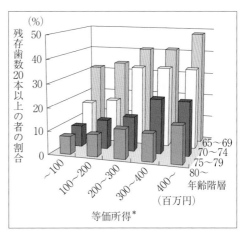

*世帯所得（万円/年）を世帯人数の平方根で除したもの
（近藤克則編：検証　健康格差社会，医学書院，東京，2007, p.32. より）

図36 年齢階層別所得と残存歯数20本以上の者との関連

会は8020達成者を表彰するようになりました．厚生労働省による最新の平成28年歯科疾患実態調査によれば，8020達成者は50％を超えたと報じています．1987（昭和62）年の調査では7％であったので，約7倍強の増加となりました．また，80歳の現在歯数も4本から16.6本と約4倍増となりました．ただし，これらの数値は健常者対象の調査によるもので，要介護の高齢者は含まれていないことに留意しなければなりません．

(2) 8020と高齢者の所得（図36）

8020達成者が増える一方で，8020未達成者も半数近く取り残されています．8020達成者と未達成者間の格差も歴然としています．平成28年の歯科疾患実態調査によれば，80歳以上の約22％の人はすべての歯を失くし無歯顎者で，総入れ歯の対象となっています．

愛知県の2自治体を対象に行われた高齢者調査研究では，年齢階層別の所得と20歯以上の保有者割合とは比例関係にあることが示されました．所得の多い群の8020達成者率は高いという結果でした[17]．健康の社会的決定要因の一例ということになりましょう．

(3) 8020から8028への道とフロリデーション

すべての人びとが生涯にわたり自分の健康な歯でおいしく食べられるようにするためには，社会全体として支援することが重要です．科学的根拠に基づいた具体的な方策が導入され，社会環境づくりの整備が不可欠となります．

歯科領域においては，赤ちゃんからお年寄りに至るまで，貧富や性別，障がいの有無に関係なく，すべての人の歯の健康づくりに有益な，地域単位のむし歯予防方策である水道水フロリデーションという公衆衛生手段があるのです．8020達成者の割合を高め，無歯顎者をな

くし，8020 から 8028 への世界を切り拓く手段は手元にあります．フロリデーションが成人以降の歯根面むし歯の抑制にも効果的であると実証されています（p.21〜23 参照）．残念ながら，わが国ではフロリデーションに関する正しい情報が未だ一般社会に開示されていない足踏み状態の段階にあり，地域での実践はされていません．国民の歯の健康を守る環境を整備することが大切で，地域全体で合意形成し，地域水道水フロリデーションの実現を図ることが 8028 への道に繋がります．

4 健康格差解消と水道水フロリデーション

　水道水フロリデーションの特長の１つに社会的平等と公正をあげました（p.13, 14 参照）．地域社会では，むし歯の多い人，少ない人，むし歯のない人まで広く分布しています．健康の格差が存在するのです．そこで，WHO はヘルスプロモーションの基本コンセプトに健康の公正を位置づけて，むし歯予防で健康の公正を実現する最良の手段は水道水フロリデーションであるとしています．

1）英国のフロリデーションの実績から

　英国の水道水フロリデーションが経済的な保育環境による歯の健康格差を是正したことを示した調査結果があります[18]．これは 1993〜1994 年調査で，対象は 5 歳児です（**図 37**）．フロリデーション地区（0.7 ppm F 以上，実施後 5 年以上継続）の 7 都市（16,663 名，121 区域）と，非実施の 7 都市（25,216 名，318 区域）の乳歯のむし歯の状況が比較されました．

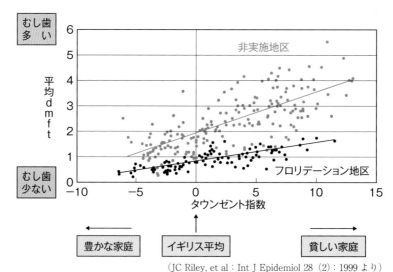

(JC Riley, et al：Int J Epidemiol 28 (2)：1999 より)

図 37　フロリデーション実施有無別にみた家庭経済レベルと 5 歳児乳歯むし歯経験数（英国）

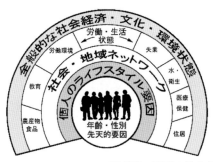
(Whitehead M, et al : Developing the policy response to inequities in health : a global perspective. In : Challenging inquities in health care : from ethics to action, Oxford University Press, 2001. p309-322.より)

図38　健康の社会的決定要因の概念図

　居住区域の経済水準がタウンゼント指数（失業率，車の保有率，家族数，借家率）によって分けられています．英国の平均をタウンゼント指数0とし，マイナスは豊かな家庭の区域，プラスは貧しい家庭の区域となります．この相関図から，フロリデーション地区のむし歯が少なく，また直線の傾きは緩やかであること，フロリデーションは経済的に豊かな家庭よりも，貧しい家庭においてより大きなむし歯の減少効果をもたらしていることが明らかになりました．

2) 健康の社会的決定要因

　人びとの健康状態や病気の発生には，社会的，経済的，政治的，環境的な諸条件が影響を及ぼすので，これを健康の社会的決定要因，または，健康の社会的決定因子といいます．社会的経済的要因は人の生老病死に深く関連し，むし歯にも影響を及ぼします．

　図38のように，歯と口の健康は医療や保健の状態に一部左右されますが，労働・生活状態，教育，住居，失業，労働環境，水・衛生などの分野からも影響を受けることが明らかになってきました[19]．したがって，歯と口の健康に関わる格差を解消するには，個人のライフスタイルづくりを進める一方で，全般的な社会経済・文化・環境状態を整備していく必要があります．

3) 健康格差の解消策と社会的決定要因への働きかけ

　健康格差の解消ないし縮小には，社会的決定要因へ介入し，社会のすべての人びとに好影響を与える方策の採用が理想的です．その意味で，水道水フロリデーションはむし歯の格差解消のために最も適切な対策といえましょう．フロリデーションの実現のためには，歯科医学的側面に加えて社会的ならびに政治的なシステムに働きかけることになります．保健医療の分野からのフロリデーションに関する正しい情報の発信と支援に加えて，行政の意思決定，議会の審議と決議，住民への情報開示，水道技術力の支援と多岐にわたります．その結果，水の衛生に介入して，地域社会全体に影響を及ぼすことになります．人びとはフロリ

デーション水で生活することにより，健康の不平等の解消への道が開けることになります．

既述した英国の事例のように，経済的に恵まれない家庭の子どもでは家庭で個人の適切な保健行動をとる余裕がないため，むし歯の発生リスクが高まります．水道水フロリデーションは社会環境の基盤整備により，このような経済的に恵まれない子どものリスク軽減の方策となります．さらに，障がい者，成人，高齢者等，むし歯のリスクの高い者に対しても同様の恩恵がもたらされます．

4） 虐待とむし歯

社会の歪みを是正して児童を守るため，2000年に「児童虐待の防止等に関する法律」（法律第82号）が制定されました．児童虐待の一徴候としてのむし歯の多発とフロリデーションについて考えたいと思います．

児童虐待は ① 身体的虐待，② 性的虐待，③ 養育の放棄，怠慢（ネグレクト），④ 心理的虐待に四分類されます．③の保護者の養育の放棄，怠慢な行動により，児童に多数のむし歯を誘発・増悪するリスクが大きくなります．そこで，歯科界では多数のむし歯がある子どもがいたら，虐待を受けている可能性があるとして注目しました．

2002年に，東京都歯科医師会が被虐待児童の口腔内調査を行いました[20]．調査対象は，児童相談所の一時保護所に保護している中学生未満の被虐待児童147人と都内の乳児院に一時保護委託している概ね1歳以上の被虐待児童23人の計170人です．口腔内診査の結果，被虐待児のむし歯の状態は，6歳未満の乳歯では，むし歯のある割合は47.6％で一般の2.3倍でした（図39）．同様に6～12歳児の永久歯についても，被虐待児のむし歯が多く，一人平均の永久歯のむし歯数は，11歳児は4.2歯と一般（1.6歯）の2.7倍，12歳児は6.9歯と一般（2.2歯）の3倍以上でした．調査した東京都歯科医師会では，今後の対応として以下の三点を提案しています．

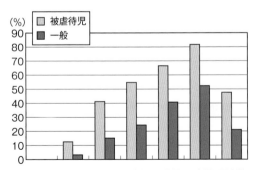

(東京都歯科医師会：児童虐待と歯科との関わり―被虐待児童の早期発見―被虐待児童の口腔内調査, 2003. より)

図39 被虐待児の年齢別乳歯う蝕有病率

> 第1に，この結果を広く関係者に知らせる必要がある．
> 第2に，地域における虐待の予防・防止のネットワークに，歯科医師も参加し，地域の体制の一翼を担ってもらう必要がある．
> 第3に，各種の歯科健診において，口腔内状況の観察から児童虐待を早期に発見する取り組みを進める必要がある．
>
> （参考　東京都歯科医師会：児童虐待と歯科との関わり
> ―被虐待児童の早期発見―被虐待児童の口腔内調査）

これら3つの提案は児童虐待を防ぐために歯科医師が行うべき重要なことです．しかしこの他に，多発する児童虐待によるむし歯を防ぐ対策として歯科界が提案できる手段に水道水フロリデーションがあります．地域社会全体でむし歯の発生を抑制する方策です．児童虐待の根本的な解決策を探りながら，現在ある方策を駆使して被虐待児のむし歯を減らしていくことも大切なことです．

文　献

1) 厚生労働省：平成28年歯科疾患実態調査　http://www.mhlw.go.jp/toukei/list/62-28.html（accessed August 11, 2017）
2) CDC：Oral Health；Preventing Cavities, Gum Disease, Tooth Loss, and Oral Cancers At A Glance 2011 The Burden of Oral Disease　http://www.cdc.gov/chronicdisease/resources/pub lications/AAG/doh.htm（accessed October 24, 2012）
3) Leavell HR and Clark EG：Preventive medicine for the doctor in his community（3rd ed.）. McGraw-Hill, NewYork, 1965, p11, 20, 21.
4) 子供の歯を守る会：一生自分の歯で食べるために．子供の歯を守る会会報，新潟県，19991.
5) Keyes, PH：Present and future measures for dental caries control, JADA 79：1395-1404, 1969.
6) 田浦勝彦ほか：フッ素の上手な使い方，口腔保健協会，東京，2009，p.23.
7) Newbrun E：Cariology. The Williams & Wilkins Company. Baltimore, 1978, p16.
8) Fejerskov O, Manji F：Risk assessment of dental caries. In：Bader J. Risk assessment in dentistry. Chapel Hill, NC：University of North Carolina Dental Ecology, 1990, p215-217.
9) U. S. Preventive Services Task Force：Guide to Clinical Preventive Services；Report of the U. S. Preventives Task Force. DIANE Pub Co. Darby, Pennsylvania, 1989, p.277.
10) 米国国立疾病管理センター（CDC），日本口腔衛生学会フッ化物応用委員会訳：米国におけるう蝕の予防とコントロールのためのフッ化物応用に関する推奨．口腔保健協会，東京，2002，p.44.
11) 坂本征三郎ほか：唾液のはたらきについて Insight Into Saliva Action（スライド）―IADC報告―．日本ヒルズ・コルゲート社，1995，スライド21-24.
12) 田浦勝彦ほか：だれにでもできる小さな努力で確かな効果―う蝕予防とフッ化物の応用．砂書房，東京2002，p.39.
13) Marcenes W, Kassebaum NJ, Bernabe E, et al.：Global burden of oral conditions in 1990-2010：a systematic analysis. J Dent Res 92（7）：592-597, 2013.

14) Kassebaum NJ, Bernabe E, Dahiya M, et al.：Global burden of untreated caries：a systematic review and metaregression. J Dent Res 94（5）：650-658, 2015.
15) 相田　潤，安藤雄一，青山　旬ほか：経験的ベイズ推定値を用いた市町村別3歳児う蝕有病者率の地域比較および歯科保健水準との関連．口腔衛生会誌 54（5）：566-576，2004.
16) Aida J, Ando Y, Oosaka M, et al：Contributions of social context to inequality in dental caries：a multilevel analysis of Japanese 3-year-old children. Community Dent Oral Epidemiol 36（2）：149-156, 2008.
17) 近藤克則編：検証「健康格差社会」，医学書院，東京，2007，p.32.
18) JC Riley, MA Lennon, RP Ellwood：The effect of water fluoridation and social inequalities on dental caries in 5-year-old children, Int J Epidemiol 28（2）：300-305, 1999.
19) Whitehead M, Dahlgren G, Gilson L：Developing the policy response to inequities in health：a global perspective. In；Challenging inequities in health care：from ethics to action. New York, Oxford University Press, 2001, p.309-322.
20) 東京都歯科医師会：児童虐待と歯科との関わり―被虐待児童の早期発見―被虐待児童の口腔内調査，2003.

「大学教育」

　全国には目指す歯科医療により近づきたいと考える歯科医師，歯科衛生士たちが集まり，研鑽を重ねているスタディグループが数多くある．同じ方向に向かっている者たちには，年齢，性差あるいは職種を越えて刺激し合える心地良い時間が提供される．私もそのいくつかに属しているが，地元四国で立ち上げたスタディグループのひとつでは，最年長ということで代表者となっている．

　数年前，歯周病のことを学ぶため，中心的メンバーのコネで，某国立大学歯学部歯周病学講座の優秀な若手歯科医師に講師をお願いして，丸1日講演をして頂いた．参加メンバーは朝早くからスライドを食い入るように見つめ，学生時代以上に熱心に聞き入り，メモを取りながら昼休みを迎えた．

　代表者の役得のひとつは，昼食時に講師の隣に座り様々な話題をもち出して語り合えることである．いつものように講師の先生の隣で弁当を食べ始めるとすぐフッ化物の話題になり，その先生から「先生，ドイツ人のフッ化物の使い方ってご存知ですか」と質問があった．間髪を入れずに「フッ化物の錠剤でしょ」と応えると，少し驚いたように「なぜご存知なのですか」と返してきた．「大学で習いましたよ」と続けると，さらに驚いたような表情を浮かべた．その先生は「ボストンに留学していた時，研究室の隣の席はドイツの留学生で，毎日フッ化物の錠剤を使用していました．私はフッ化物について大学で十分教わっていなかったので驚きました」といった．「でもボストンは水道水フロリデーションを実施しているから，本当は錠剤も必要ないでしょう」と私がいうと，「そうなのですね」と何度も頷いた．

　ついでに私は，ドイツに住んでいる女性の患者の話をした．彼女は正月などに帰国すると私の医院に健診のためにやってくる．新患として来院した時，水道水フロリデーションについて説明してもピンとこない様子だったが，錠剤について話すと「小児科の先生から指導されたので，子どもには使ってます」といい，私のフッ化物の話とドイツでの出来事がうまくかみ合った様子だった．次の来院時には「先生，これドイツのフッ素の錠剤です」と10個ほどの錠剤を差し出した．その出来事を講師の先生に話しながら，世界レベルのフッ化物についての教育が日本の歯学部，歯科大学で行われていないことが不可解だと思った．「私は大学の時，フッ化物の全身応用について教わっていません」という講師の言葉が現状を表しているように思えた．教育はすべての始まりなのに……．

（浪越建男）

第5章 水道水フロリデーションの経済性

　フロリデーションは給水地域の住民の歯の健康を守る，経済的に最も優れたむし歯予防手段です．1998〜2001年まで米国公衆衛生長官を務めたデビッド・サッチャー（David Satcher）は「水道水フロリデーションは科学的根拠に基づいたむし歯予防方法で，しかも費用対効果に優れた理想的な公衆衛生手段である」と述べています．

1 歯科医療費とフロリデーション

1）国民医療費40兆円超と歯科診療医療費

　わが国の国民医療費の増加は国の財政上の大きな課題の1つにあげられています．平成27年度の国民医療費は42兆3,644億円で，前年度より1兆5,573億円，3.8％の増加となりました（図40）[1]．歯科は2.8兆円（6.7％）となっています．傷病別医科診療医療費として，脳血管疾患や心疾患の循環器系疾患，新生物（ガン）に次いで3番目に多い費用です（図41）[2]．歯科診療医療費は，その多くはむし歯と歯周病を原因とする疾患の治療費です．20世紀の歯科医学の進歩で，むし歯と歯周病は予防可能な病気になっています．しかしながら，両者の有病率が抑えられているとはいい難い状況です．2016（平成28）年11月に行われた歯科疾患実態調査（厚生労働省）において，8020達成者が51.2％と報告されています[3]．その一方で，20歳以上ではむし歯のある人が圧倒的に多く，35〜44歳の年齢群では100％，一人平均のむし歯数は12.1歯で，同群の5.6％は高度な歯周病でした．大半の国民はむし歯や歯周病に罹患して歯を失っているのが現状です．わが国の国民皆保険制度は世界に誇れるシステムですが，歯科領域における予防面を充実させることによって，むし歯や歯周病を可及的に抑制することが可能になります．

2）歯科保健医療の取り組みで歯科以外の医療費に抑制効果

　近年の現在歯の多寡と歯科診療医療費ならびに医科診療医療費に関する研究によれば，現在歯数の少ない者に比べ多い者は歯科診療医療費が高く，一方，全身疾患の医療費は低く抑えられているということがわかっています（図42）[4]．また，70歳以上の高齢者を対象とした報告[4〜6]では，現在歯数20歯以上群の年間医療費は20歯未満群に比べて有意に低く，健全歯数が多いほど総医療費は有意に低かったことが示されています．歯と口の健康を高める

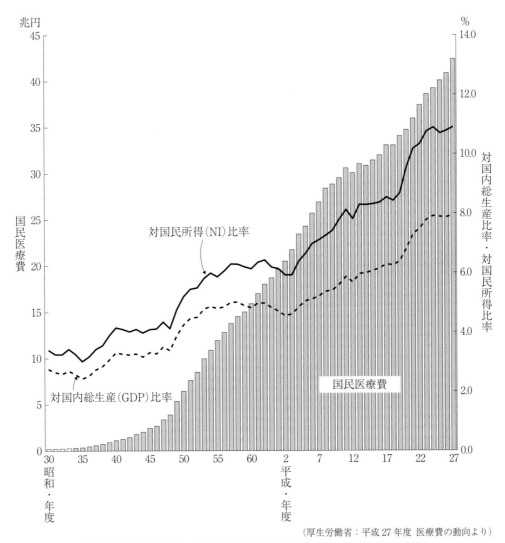

(厚生労働省：平成27年度 医療費の動向より)

図40 国民医療費・対国内総生産および対国民所得比率の年次推移

ことを優先して取り組む必要があります．そのために歯科診療医療費を有効活用して組織的に歯科領域の健康への取組みを行えば，高齢になってもより多くの自分の健康な歯を保つことで全身の健康を高め，日常生活の質も高めることができましょう．その結果，国民医療費の削減への道が拓けるものと考えられます．

現在歯数，健全歯数が多いことは高齢者の総医療費を削減し，健康増進ならびにQOLの向上につながるという期待がもてます．したがって，成人期，高齢期になっても自分の健康な歯を維持するために，地域単位で生涯を通してのむし歯予防方策である水道水フロリデーションを導入し普及することが大事になります．

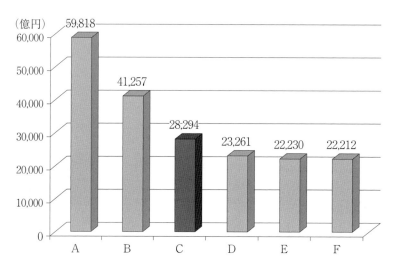

A：循環器系の疾患，B：新生物，C：歯科診療医療費，D：筋骨格系および結合組織の疾患，E：呼吸器系の疾患，F：損傷，中毒およびその他の外因の影響

(厚生労働省：平成27年度 国民医療費の概況より)

図41 傷病分類別医科診療医療費（上位5位）と歯科診療医療費（平成27年度）

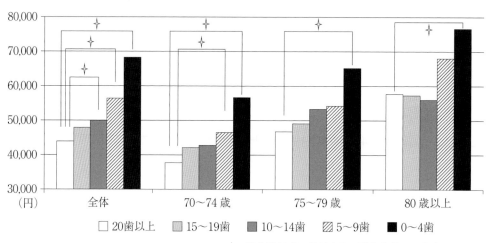

✧：現在歯が「20歯以上」の群と比較して有意，p＜0.05
(葭内朗裕ほか：北海道歯誌，32：2011 より)

図42 年齢区分別，現在歯数区分別の平均医科診療費
（被保険者1件あたり，単位：円）

2　フロリデーションのコスト

1）フロリデーション整備に要する費用

　フロリデーション施設に関連する費用はどれくらいかかるのでしょうか．フロリデーションを実施するためには，浄水場の設備にフッ化物調整装置を組み込むだけで開始できます．米国の実績によれば，2001年段階で大都市地域では給水人口1人あたり年間50セント（1ドル110円とすると約55円）で，給水人口5,000人以下の小規模地域では，1人年間3ドル（約330円）と報告されていました[7]．2016年の論文では，給水人口1人あたり年間0.11ドル（約12円）から4.92ドル（約541円）です．コストは対象地域の人口により異なります．フロリデーション地域の対象人口が多くなると，1人あたりの年間費用は少なくなります．対象の給水人口が2万人以上の地域では1人あたり年間1ドル（110円）未満の経費です．しかし，人口規模の小さい地域におけるフロリデーションは割高になります[8]．ただし，調整装置は使用年数を10年間として減価償却したものです．

2）フロリデーション整備に関する諸要因

　フロリデーション整備の費用は，以下のごとく対象地域の給水人口規模をはじめ諸要因に左右され，各地域で異なります[7,9]．

　　①地域の規模（給水人口）
　　②上水道へのフッ化物注入箇所
　　③フッ化物濃度調節用機器の数と種類
　　④注入フッ化物量の種類と価格，ならびにフッ化物の運搬と保管費用
　　⑤上水道施設従業員の専門的知識

3　フロリデーションの費用対効果

　水道水フロリデーションが実施された国や地域では，社会経済状態に関係なく，生涯を通じてむし歯予防効果があり，また費用対効果の高いむし歯予防手段となっています[10〜15]．

1）フロリデーションは歯科医療費の削減となる公衆衛生手段

　フロリデーションは水道設備が完備している国と地域で，費用対効果が最も高く，かつ現実的なむし歯予防の方法です[7,10,12,16]．フロリデーションを導入することによってむし歯が減少した結果，補綴物などの歯科治療費の削減をもたらすことが可能となります．医療費が増大する状況にあっても，水道水フロリデーションは最小のコストで地域住民に歯と口の健康だけでなく，経済的にも利益となるむし歯予防方法なのです[17,18]．

日本の上水道設備の普及率は97.9%（2016年3月）と世界のトップグループで，フロリデーションを実施する条件は整っているにもかかわらず，残念ながら，その普及率は未だにゼロです．

2）費用の節減

フッ化物のむし歯抑制効果により，フロリデーションを実施している地域では歯科修復治療の必要性は決まって低い状態です．そのため水道水フロリデーション地域住民の一生涯の歯科修復治療費は少ないことが予想されます．米国における大半の都市では，フロリデーションへ1ドルを投資することで歯科治療費38ドルを削減できています[7]．これは，フロリデーションを生涯利用した場合の1人あたりの費用が，1本の歯の充塡治療費より少ないと計算されています．

また，2016年の米国地域予防サービス作業班による世界各国のフロリデーション節減効果の総説によれば，むし歯の推定平均抑制率を15%と33%と計算すると，フロリデーションによる1人平均の年間節減費用はニュージーランド（NZ）が最小の5.49 NZドル（約450円）であり，カナダは93.19カナダドル（約8,173円）で最大でした[8]．

3）各国のフロリデーションの費用便益比

米国の研究では，費用対効果は1対38であり，人口規模が2万人以上の地域では1対135でした．カナダのケベック州でのフロリデーションでは1ドルの投資で年間1人あたり71.05～82.83カナダドルの節減でした[19]．オーストラリアの給水人口1,000人以上の地域でも費用便益比は約1対38でした．キャンパイン（Campain）らは1990年代の1人平均年間の節減費用は17.75～69.86豪ドルの便益を認め[20]，またコビアック（Cobiac）らは障害調整年存年（DALY：Disability-Adjusted Life-Years）という調整指標を使い，生涯にわたる節減費用は平均で3,700豪ドル（約32万円）と算出しています[21]．ニュージーランドでは，人口規模が3万人以上のフロリデーション地域での比は1対50で，人口1,000人規模の地域では1対1.2であったと報告されています．クルーン（Kroon）らは米国の事例を基に南アフリカでフロリデーション導入された場合の経済効果を試算しました．むし歯の抑制率を15～50%と仮定すると，その費用便益については3.32～11.08米国ドルの節減費用で，費用対効果比は1対10～1対34の値を報告しています[22]．いずれにしても，フロリデーションの実施によりむし歯の減少と費用の節減がもたらされます．

4）貧困層とフロリデーションに関する研究

ルイジアナ州で行われた研究では，フロリデーションされていない地域に住むメディケード（Medicaid：政府管掌貧困者保険制度）適用対象児（1～5歳）は，フロリデーション地域

に住む同じメディケード適用同年齢児と比較して,歯科受診率は3倍も高く,1人あたり歯科治療費は約2倍高かったことが示されています.フロリデーション地区の幼児1人あたりの歯科治療費とフロリデーションされていない地区の幼児のそれとの差は1歳で14.68ドル,3歳では58.91ドルに開きました.1～5歳のすべての幼児群で両地区間の差は平均36.28ドルでした[18].このように,フロリデーションはメディケードの未就学児に対する歯科治療費の節減に寄与していました.また,クマール(Kumar)らはフロリデーション地区におけるメディケード適用の21歳未満者は非フロリデーション地区の当該者に比べて歯科治療費は平均23.63ドル少なかったことを報告しています[23].以上のように,経済的に恵まれない貧困層の人びとには特に,フロリデーションの恩恵が大きくなっています.

5) フロリデーションによるむし歯予防の間接的利益

以下の利益を経済的に数量化することは難しいことですが,歯と口の健康づくりの面からとても重要な要素といえます[10,24].

①歯痛からの解放
②より積極的な自己イメージができる
③歯の喪失の減少
④歯の喪失が原因の不正咬合症例の減少
⑤根管治療対象歯の減少
⑥入れ歯,ブリッジ,インプラントの必要度の減少
⑦歯痛や歯科治療のために通学や通勤時間損失の減少

文　献

1) 厚生労働省:平成27年度 医療費の動向　http://www.mhlw.go.jp/file/04-Houdouhappyou-12401000-Hokenkyoku-Soumuka/0000136498.pdf#search（accessed August 14, 2017）
2) 厚生労働省:平成27年度 国民医療費の概況　http://www.mhlw.go.jp/toukei/saikin/hw/k-iryohi/15/index.html（accessed September 13, 2017）
3) 厚生労働省:平成28度歯科疾患実態調査結果の概要　http://www.mhlw.go.jp/toukei/list/dl/62-28-02.pdf（accessed August 14, 2017）
4) 葭内朗裕,兼平　孝,栗田啓子ほか:北海道における高齢者の歯の状況と全身の健康に関する研究—医科診療費からの分析.北海道歯誌 32:12-24, 2011.
5) 有川量崇,伊藤克容,森本　基ほか:高齢者における口腔状態と医療費の関連性.日歯医療管理誌 38:118-125, 2003.
6) 神田　貢,上田博司,橋本猛伸:兵庫県における「8020運動」実績調査報告.老年歯学 23:132-139, 2008.
7) Griffin SO, Jones K, Tomar SL:An economic evaluation of community water fluoridation. J Public Health Dent 61(2):78-86, 2001.

8) Tao Ran, Sajal K : Chattopadhyay, and the community preventive services Task Force (2016). Economic evaluation of community water fluoridation : A community guide systematic review. Am J Prev Med 50 (6) : 790-796, 2016.
9) Centers for Disease Control and Prevention : Recommendations for using fluoride to prevent and control dental caries in the United States. MMWR 2001, 50 (No. RR 14), p.1-42.
10) US Department of Health and Human Services, Public Health Service. Toward improving the oral health of Americans : an overview of oral status, resources on health care delivery. Report of the United States Public Health Service Oral Health Coordinating Committee, Washington, DC, March 1993.
11) White BA, Antczak-Bouckoms AA, Weinstein MC : Issues in the economic evaluation of community water fluoridation. J Dent Educ 53 (11) : 646-657, 1989.
12) Garcia AI : Caries incidence and costs of prevention programs. J Public Health Dent 49 (5) : 259-271, 1989.
13) Klein SP, Bohannan HM, Bell RM, Disney JA, Foch CB, Graves RC : The cost and effectiveness of school-based preventive dental care. Am J Public Health 75 (4) : 382-391, 1985.
14) Federation Dentaire Internationale. Cost-effectiveness of community fluoride programs for caries prevention : technical report 13. Quintessence, Chicago, 1981.
15) Ringelberg ML, Allen SJ, Brown LJ : Cost of fluoridation : 44 Florida communities. J Public Health Dent 52 (2) : 75-80, 1992.
16) US Department of Health and Human Services. For a healthy nation : returns on investment in public health. US Government Printing Office, Washington DC, August 1994.
17) U.S. Department of Health and Human Services. A national call to action to promote oral health. US Department of Health and Human Services, Public Health Service, Centers for Disease Control and Prevention and the National Institutes of Health, National Institute of Dental and Craniofacial Research. NIH Pub. No. 03-5303. Rockville, MD, 2003.
18) Centers for Disease Control and Prevention. Water fluoridation and costs of Medicaid treatment for dental decay-Louisiana, 1995-1996. MMWR 48 (34) : 753-757, 1999.
19) Tchouaket E, Brousselle A, Fansi A, et al : The economic value of Quebec's water fluoridation program. Journal of Public Health 21 (6) : 523-533, 2013.
20) Campain AC1, Mariño RJ, Wright FA, et al : The impact of changing dental needs on cost savings from fluoridation. Aust Dent J 55 (1) : 37-44, 2010.
21) Cobiac LJ, Vos T : Cost-effectiveness of extending the coverage of water supply fluoridation for the prevention of dental caries in Australia. Community Dent Oral Epidemiol 40 (4) : 369-376, 2012.
22) Kroon J1, Van Wyk PJ : A retrospective view on the viability of water fluoridation in South Africa to prevent dental caries. Community Dent Oral Epidemiol 40 (5) : 441-450, 2012.
23) Jayanth V Kumar, Olubunmi Adekugbe, Thomas A Melnik : Geographic variation in medicaid claims for dental procedures in New York State : Role of fluoridation under contemporary conditions. Public Health Rep, Sep-Oct ; 125 (5) : 647-654, 2010.
24) Schlesinger E : Health studies in areas of the USA with controlled water fluoridation. In : Fluorides and human health. World Health Organization Monograph Series, No. 59 : 305-310, 1970.

第6章 水道水フロリデーションの技術

1 浄水場の仕組み

　私たちが日頃飲用する水は，河川や湖を水源として浄水場に取水された後に，原水に含まれた土砂は凝集剤を用いて沈殿池で処理されます．そして，濾過の過程を経て消毒のために塩素が添加されます．

　フロリデーションは，塩素消毒後に適正フッ化物濃度になるようにフッ化物を注入します．これを貯水池または貯水タンクに貯めてから，各戸に配水されます．この際，中央管理室で水質管理の一環として，フッ化物濃度についても監視され適正濃度に維持管理されることになります（図43）[1,2]．

2 水道水フロリデーション装置

　水道水フロリデーション装置は常に正確なフッ化物量が保持でき，操作が簡単な必要があります．フロリデーション装置の方式としては，使用するフッ化物（粉末・粒子または溶液）の種類から3つに大別されます．それら三種の方式は主に人口規模によって使い分けられ，各特徴について比較した一覧を表8に示します．

1）飽和溶液注入方式

　水道水本管に添加するフッ化物としてフッ化ナトリウム飽和溶液を用いる方式です．溶液

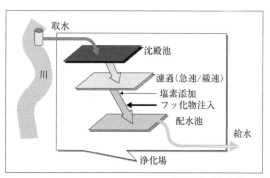

（NPO法人日本むし歯予防フッ素推進会議編：日本におけるフッ化物製剤（第9版），口腔保健協会，東京，2013，p.66より）

図43　浄水場の仕組み

表8 水道水フロリデーション方式とフッ化物の種類

方式		飽和溶液注入方式			乾燥フッ化物送入方式	酸性フッ化物溶液注入方式
		手動	既存サチュレータ	新型サチュレータ**		
フッ化物*	フッ化物名	フッ化ナトリウム（NaF）			ケイフッ化ナトリウム（Na_2SiF_6）	ケイフッ化水素酸（H_2SiF_6）
	フッ化物性状	粉末または粒子		粒子	粉末	溶液
	酸性度	中性			酸性	酸性
注入溶液作成	設備	ポリ製容器	既存自動サチュレータ	パワーサチュレータ**	・ドライフィーダ ・溶解槽	（既成のフッ化物溶液を直接利用するので本工程は不要）
	処理工程	手動で飽和溶液作成	上澄み方式の自動サチュレータで飽和溶液作成	電動の自動サチュレータによって飽和溶液作成	単位時間（排水量）当たりのフッ化物粉末を溶解槽に投入し，十分に溶解したフッ化物溶液を作成	
水道水本管への注入		飽和溶液をメータリングポンプで注入			溶解されたフッ化物溶液を重力作用で注入	フッ化物溶液をメータリングポンプで注入
対応可能人口規模***		小規模 （500人以下）	小規模 （5,000人以下）	小〜中規模 （10万人/攪拌槽容積200 L）	中〜大規模	中〜大規模
処理速度上限		飽和溶液生成速度：約50 L/日	飽和溶液生成速度：約500 L/日	飽和溶液生成速度：約1 t/日	装置を大型化すれば上限なし	装置を大型化すれば上限なし
特徴・問題点		手作業のため，人件費がかさむ	上澄み液ができる自然現象に依存する方式であるため，処理速度が遅い	小型で高機能装置，安全管理のための設備容易	湿度が高いと粉末が固形化するため，フッ化物の自動計量が不正確になりやすい	酸性フッ化物溶液保管タンクの厳重安全管理（大型保管タンクと1日量のデイタンク），浄水場内ではアルカリ剤シャワーの設置が必要

*：フッ化物の詳しい性状は p.82, 表9 を参照．
**：日本で新開発された電動の自動装置で，攪拌・分離・循環機能を備えており，今後実用化が期待されている．
***：資料によりまちまちで，人口数で表すことは困難．

が中性で扱いが楽という利点があります．また飽和溶液が一定濃度（4% NaF）であることから，NaF粉末の定量作業は不要となります．事前工程となる飽和溶液作成方法として手動と自動の2つがあります．手動ではNaF粉末の投入，混和槽での攪拌，そして飽和溶液抽出まですべての工程に人手がかかります．一方自動式では，特徴的な装置（サチュレータ）（図44）を用い，人手はNaF粒子をこの装置に投入する作業に限られます．ここで本サチュレータの特徴を紹介します．タンクの底部に水分配器が付属しており，ここに無数のスリットがきざまれています．水分配器を覆うように未溶解のフッ化ナトリウムがタンクの底部に十分に存在していれば，上部の配管から水が一定加圧のもと挿入されるとスリットから水が漏出され，フッ化ナトリウム層の間をゆっくりと上昇し，上澄みとして4%のフッ化ナトリウム飽和溶液がタンク上部に得られる仕組みです．これら既存の飽和溶液作成方式では，上澄み液ができる自然現象をゆっくり待って行うため，処理速度が遅く，対応できる人口規模が小

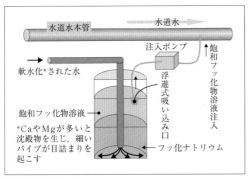

(NPO法人日本むし歯予防フッ素推進会議編：日本におけるフッ化物製剤（第9版），口腔保健協会，東京，2013，p.67 より）

図44 飽和溶液作成装置（サチュレータ）

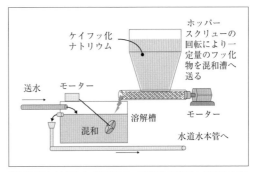

(NPO法人日本むし歯予防フッ素推進会議編：日本におけるフッ化物製剤（第9版），口腔保健協会，東京，2013，p.67 より）

図45 容積計量式乾燥フッ化物送入装置（ドライフィーダ）

さいという難点があります．

そこで対応人口規模を拡大するため，日本で新しく「パワーサチュレータ」が開発され[3]，今後の活用が期待されています．本装置では，撹拌・分離（飽和溶液の抽出）・循環（未溶解NaF粒子の再利用）の3機能を持った電動装置で，小型で高機能を有しており，本体が200L容量の規模の場合，飽和溶液作成速度は既存装置の約20倍（飽和溶液1t/日）で，約人口10万人規模の地域に対応できると見積もられています．

2) 乾燥フッ化物送入方式

計量器付きのドライフィーダ（粉末状のフッ化物を送入する装置）で，単位時間（排水量）当たりのフッ化物量を溶解槽（ソリューションタンク）に投入，撹拌機で溶解した後，このフッ化物溶液を重力作用で水道水本管に注入する方式です．5,000～5万人の中規模な地域に適していますが，装置の規模を拡大すれば大規模の地域にも対応できます．

フッ化物（粉末）の計量方法として，重力計量式と容積測定式があります．このうち，一般的に用いられている容積測定式について図45で説明します．ホッパー（供給タンク）内に粉末状フッ化物が入れられています．時間単位の排水量に比例された回転数でスクリューが作動しており，スクリュー移送部を通って先端部が撹拌槽に繋がり，フッ化物が混和槽内に一定の割合で投入されるようになっています．シンプルな装置ですみますが，本システムでは浄水場内の湿度が高いとフッ化物粉末が固形化するため，フッ化物の自動計量が不正確になりやすいという難点があります．

3) 酸性フッ化物溶液注入方式

企業から購入した既製のフッ化物，ケイフッ化水素酸溶液を直接利用する方式（図46）で

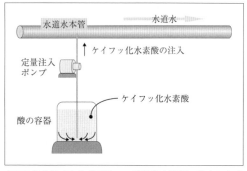

(NPO法人日本むし歯予防フッ素推進会議編:日本におけるフッ化物製剤(第9版),口腔保健協会,東京,2013,p.67より)

図46 酸性フッ化物溶液注入装置

表9 フロリデーションに用いられるフッ化物

	フッ化ナトリウム	ケイフッ化ナトリウム	ケイフッ化水素酸
化学式	NaF	Na_2SiF_6	H_2SiF_6
分子量	42.00	188.05	144.08
形態	粉末/粒子	粉末	溶液
比重	2.79	2.68	1.19
溶解度(25℃) g/水100 mL	4.1	0.76	無限
酸性度pH (飽和溶液)	7.6	3.5	1.2
純度	98%以上	98%以上	23%以上

す.中規模,大規模の人口地域に適しています.

本装置は事前のフッ化物調整が不要で低コストであり,人手の最も少ない方式です.米国で最も広く使われており,約6割の浄水場でこの酸性溶液注入方式が採用されています.大規模な浄水場ではケイフッ化水素酸溶液を貯蔵するための大容量タンクが設置され,さらに1日に必要な容量に限って分配貯蔵する小さなデイタンクを組み入れています.酸性フッ化物保管タンクの厳重な安全管理と浄水場内にアルカリ剤シャワーの設置が必要です.

3 水道水フロリデーションとフッ化物の種類

フロリデーションに利用されるフッ化物の所要条件として,次の5項目があげられます[4,5].
①理論的に溶液中でフッ化物イオンを生成すること
②フッ化物は十分な溶解性のあること
③フッ化物イオン(F^-)と結合する陽イオンも生体に有害な作用を及ぼさないこと
④安価であること
⑤大きさや安定した純度で利用度が高いこと

フロリデーションに用いられる代表的なフッ化物について**表9**にまとめました.

1) フッ化ナトリウム

白色,無臭の塩類で,粉末あるいは結晶です.水酸化ナトリウムでフッ化水素酸を中和反応する時に生成されます.フッ化ナトリウムの比較的安定した4%の溶解度が基準となってサチュレータが設計されています.

2) ケイフッ化ナトリウム

白色,無臭の塩類で,結晶状の粉末です.ケイフッ化水素酸を炭酸カルシウムで中和する

過程で生成されます．

3) ケイフッ化水素酸

　淡黄色，透明，刺激性を有する揮発性の酸です．農薬製造の際の副産物もしくはフッ化水素酸とケイ素との反応に，ケイフッ化水素酸を炭酸カルシウムで中和する過程で生じます．粉末状のリン灰石に硫酸を加えると気体が生じ，この気体が水と反応してケイフッ化水素酸を生成します．

4　水道水フロリデーション装置と使用フッ化物の安全性

1) フロリデーション装置の安全性

　今日行われている水道水中のフッ化物濃度の調整は，水道水中の他の処理過程と同様に，システムを正しく設計して維持管理してあるので高い安全性が保障されています[6,7]．毎日の適切な保守と点検，供給源と末端のフッ化物濃度のモニタリングにより，過剰のフッ化物を供給しないように厳しく管理されています．さらに，最新のフッ化物調整装置では，コンピュータによるフィードバック制御により，24時間の監視体制下で，高い精度のフッ化物濃度管理(0.05 ppm)が可能となっています．不測の事態や台風による災害が生じた場合にも，フッ化物の供給が一時的に停止されるシステムとなっており，より安全度を高める努力が行われています．

　過去の事例ですが，残念なことに不幸な事故が起きました．1992年5月にアラスカ州のフーパーベイでのフロリデーション装置事故です．現在では用いられていない旧式のフロリデーション装置で「送水」と「フッ化物溶液を注入する」の調節が別々の電気配線になっていました．この電気系統に故障が発生し「送水」のポンプが止まって，「フッ化物溶液を注入する」ポンプだけが稼働したままになったため，高濃度のフッ化物を含む水が供給され，給水を受けた81名のうち51名(63％)の人に中毒症状が出て，1名の死亡が確認されました．この事故の報告書には，「今回の事故はきわめて稀で，1カ月間もフッ化物濃度が測定されていなかったという管理ミスの結果である．管理システムを厳しくする必要があるが，フロリデーションは継続されるべきである」と述べられています．この事故を教訓に，電気系統の一元化と日常的なフッ化物濃度測定のモニタリングシステムの改善策が実行され，現在ではフロリデーションに関する事故の発生を未然に防いでいます．

　フロリデーション装置の稼働に関して，十分な管理，整備，検査体制が必要であり，それを監視するオペレーターの訓練を実施することで，より安全に装置を稼動することができます．

2）フロリデーションに使用するフッ化物の安全性

　フロリデーションに用いるフッ化物の安全性を確保するために，各国は安全基準を決めて国民の健康を守っています[5,6,8]．米国のフロリデーションには，3種のフッ化物（フッ化ナトリウム，ケイフッ化ナトリウム，ケイフッ化水素酸）が使われています．それらは，米国水道協会（AWWA：American Water Works Association）と米国科学財団（NSF：National Science Foundation）により定められた安全基準に適合しています．米国水道協会のフロリデーション用のフッ化物基準の中には「基準に沿ったフッ化物を使用して，健康に有害で障害作用のある水溶性物質や有機物質を検出しない」ことが明記されています．また，米国科学財団の基準60号は，飲用水への添加物の純度を保証しています．基準61号では水処理施設で使用される設備の指針を述べています．フロリデーション用のフッ化物は，水処理で使用される40種以上の添加物と同様に，工業品質等級（Industrial grade）を満たした化合物です．

　また，豪州健康医学調査委員会（NHMRC）も「オーストラリア水道水フロリデーションの手引き（ガイドライン）」で，水道水における健康に基づいた微生物学的，化学的，放射線学的な性質に関する基準値を設定しています．ここでいう健康に基づいた基準値とはWHOが健康保持のために発表した推奨値に基づいたものです．

　科学界は，通常処理された水の健康への影響を研究しています．初期の研究の多くは，ケイフッ化物（多くはケイフッ化水素酸）をフロリデーションに使用した集団で実施されました．フロリデーションの研究の成果が蓄積されるにつれ，現在認可されているいずれのフッ化物が使用されても，健康への悪影響がないことが明らかになりました．時を経て，フロリデーションの健康への影響に関する多くの総合的なレビューも出版されました．いずれもフロリデーションの安全性を支持しています[9〜14]．

　この領域の専門家たちの査読制度（peer review）による信憑性の高い科学的根拠を基に，70年を超える実績が信頼性を高めています．

5　水道水フロリデーションと環境

　フロリデーションの環境に対する影響にも関心がよせられています．科学的調査結果により，フロリデーションは環境に優しく，また人びとに安全であることが示されています．米国環境保護局（EPA）は連邦政府法の上限基準として，飲料水中フッ化物濃度を4 ppmとしています．この値を上回らない限り，州政府および地方行政当局はフッ化物濃度を調整するかどうかを決定することができます[15]．

　ワシントン州のタコマピアス郡において，フロリデーションによる環境への影響が調査されました．調整された飲料水中フッ化物濃度のレベルで動植物に有害である証拠はみられな

かったという結果から,「フロリデーションによる環境汚染はない」とされています[16]．1990年に発表された科学論文総説においても，フロリデーションによる環境汚染は全く認められていません[17]．

1) 水道管の腐食

フロリデーションが水道管の腐食の原因になるという科学的な根拠はありません[7]．水道管からの鉛や銅の溶出の原因にもなりません．さらに，フロリデーションによって汚染物質が水中で濃縮されるという事実もありません．

1999年に，浄水施設で加えられたケイフッ化水素酸やケイフッ化ナトリウムは完全には解離せず，飲料水のpHの低下や鉛管施設からの鉛を溶出させ，小児の鉛の摂取量を増加させるという非難の報告例がありました[18]．この報告を受けて，EPAの科学者たちは，ケイフッ化物が水道管から鉛を溶出させるという批判の基になる基礎研究を再評価したところ，化学反応上の仮定が科学的に正しくないことがわかりました．ケイフッ化物は水中で非常に早く解離し，完全にフッ化物イオンを放出します．よって，環境保護局の科学者たちは，この研究報告を科学的な論文とすることはできず，フロリデーションと鉛を結びつけることを示す信頼に足るデータはないと述べています[19]．

2) 水質への影響と天然フッ化物濃度

フロリデーションによって水質が影響されることはありません[20]．米国では地域住民が安全で便利に飲用できるように，ほぼすべての地域において上水道に様々な水質改善処理が施されています．その処理過程には40種以上の化学物質，例えば，硫酸アルミニウム，酸化第二鉄，硫酸第二鉄，活性炭素，石灰，炭酸ナトリウム，塩素などが添加されています．その1つに，天然水中のフッ化物が至適濃度よりも低い場合にのみ，フッ化物濃度が調整されています[7]．

米国では安全飲料水法の基でEPAは国民の健康を守るため，フッ化物を含めた様々な物質の飲料水基準を設けています．天然由来で，至適範囲よりも高いフッ化物濃度の地下水の地域がありますが，連邦条例により地域の上水道において，天然由来であるフッ化物濃度は4 ppmを上限値と定めており，これを超える場合には低い値に下げなければなりません．また，EPAは第二次上限濃度（SMCL）を2 ppmとし，フッ化物濃度がこの値を超える場合には，水道局は以下の3点の事項を住民に通知するよう義務づけて，注意を喚起します．

　①9歳以下の小児に中程度〜重度の歯のフッ素症を発現する危険性があると警告する
　②歯のフッ素症は，成人には（歯の萌出後のため）発現しない
　③代替水源と処理情報を得るために水道局と連絡を取ることができる

文　献

1) Reeves TG : Water Fluoridation a manual for engineers and technicians. U. S. Department of Health & Human Services, Public Health Service, CDC, Atlanta, 1986, p.100, 101.
2) NPO法人日本むし歯予防フッ素推進会議編：日本におけるフッ化物製剤（第9版），口腔保健協会，東京，2013，p.66，67.
3) 田口千恵子：新型フッ化ナトリウムサチュレーターの開発．日大口腔科学 37：189-198, 2012.
4) ADA : Fluoridation Facts 2005. Chicago, Illinois, 2005, p12.
5) オーストラリアヴィクトリア州政府発行：水道水フロリデーションQ＆A（日本語訳），第60回日本口腔衛生学会資料集，千葉県松戸市，2011, p.13.
6) ADA : Fluoridation Facts 2005. Chicago, Illinois, 2005, p43.
7) US Department of Health and Human Services, Centers for Disease Control, Dental Disease Prevention Activity : Water fluoridation : a manual for engineers and technicians. Atlanta, September 1986.
8) NSF : International Standard 60-2002. Drinking water treatment chemicals—health effects. NSF International, Ann Arbor, MI ; 2002.
9) Ripa LW : A half-century of community water fluoridation in the United States : review and commentary. J Public Health Dent 53 (1) : 17-44, 1993.
10) US Department of Health and Human Services, Public Health Service. Review of fluoride : benefits and risks. Report of the Ad Hoc Subcommittee on Fluoride. Washington, DC, February 1991.
11) Fluoride, teeth and health. Royal College of Physicians. Pitman Medical, London, 1976.
12) Knox EG : Fluoridation of water and cancer : a review of the epidemiological evidence. Report of the Working Party. Her Majesty's Stationary Office, London, 1985.
13) National Research Council : Health effects of ingested fluoride. Report of the Subcommittee on Health Effects of Ingested Fluoride. National Academy Press, Washington, DC, 1993.
14) Ad Hoc Committee for the U. S. Surgeon General Koop, Shapiro JR, Chairman : Report to the Environmental Protection Agency on the medical (non-dental) effects of fluoride in drinking water. 1983, p.1-9.
15) U. S. Environmental Protection Agency, Office of Water, Office of Science and Technology. Fluoride : a regulatory fact sheet.
16) Tacoma-Pierce County Health Department : Tacoma- Pierce County Health Department fluoridation resolution. WAC197-11-960 environmental checklist. August 2002.
17) Osterman JW : Evaluating the impact of municipal water fluoridation on the aquatic environment. Am J Public Health 80 : 1230-1235, 1990.
18) Master R, Coplan MJ : Water treatment with silicofluoride and lead toxicity. Int J Environ Studies 56 : 435-449, 1999.
19) Urbansky ET, Schock MR : Can fluoridation affect lead (Ⅱ) in potable water? Hexafluorosilicate and fluoride equilibria in aqueous solution. Int J Environ Studies 57 : 597-637, 2000.
20) ADA : Fluoridation Facts 2005. Chicago, Illinois, 2005, p.40.

第7章 世界の水道水フロリデーションの普及状況

1 世界のフロリデーションの普及状況

1）世界的な普及状況

　1945年に米国グランドラピッズでフロリデーションが開始して以来，漸次この公衆衛生的むし歯予防手段が全世界に拡大しました．現在では世界54カ国で，約4億4千万人がその恩恵に浴しています（**表10**）．この背景には，20世紀半ば以降の多くの疫学研究や基礎研究が積み重ねられた結果，世界保健機関（WHO）をはじめ世界150以上の専門機関や専門団体がむし歯予防のために水道水フロリデーションを推奨していることがあげられます．世界のフロリデーション普及状況を英国フロリデーション協会が発行したOne in a Million 2012を中心にみていきます[1~3]．

2）英国フロリデーション協会最新版2012の世界各国のデータ

　英国フロリデーション協会は，世界における水道水フロリデーションの実施状況を収集して公表しています．英国はじめ世界各国のフロリデーション関連情報を発信しています．協会の著作である"One in a Million（100万分の1）"は10章で構成され，フロリデーションの実施状況，フロリデーションと全身の健康，費用対効果，倫理面，法的ならびに意思決定に関して述べています．さらに，フッ化物濃度調整によるフロリデーションと天然由来のフロリデーションを分けて集計し，全人口に占める割合を掲げています[1,2]．世界のフロリデーションの実施状況を調整と天然に分けて**表11**に示します．現在，シンガポールにおける水

表10　世界のフロリデーション実施状況

	実施国	合計人口
調整	27カ国	約3億8000万人
天然	41カ国	約6000万人
合計	54カ国	約4億4000万人

(British Fluoridation Society：One in a Million；the facts about water fluoridation. 3rd edition 2012 より (http://www.bfsweb.org/onemillion/onemillion2012.html))
(Centers for Disease Control and Prevention：2010 Water Fluoridation Statistics. Page last reviewed, 2012 より (http://www.cdc.gov/fluoridation/statistics/2010stats.htm))

表11 世界の主なフロリデーション実施国の給水人口と総人口に占める割合

地域	国名	水道水フロリデーション給水人口（合計）	水道水フロリデーション給水人口（調整）	水道水フロリデーション給水人口（天然）	総人口に占める割合（%）
アジア	シンガポール	5,080,000	5,080,000		100.0
	中国香港行政区	6,968,000	6,968,000		100.0
	ブルネイ	375,000	375,000		95.0
	マレーシア	20,700,000	20,700,000		75.5
	イスラエル	5,422,000	5,272,000	150,000	70.0
アフリカ	ジンバブエ	2,600,000		2,600,000	21.0
	タンザニア	12,250,000		12,250,000	28.0
	ガボン	1,261,000		1,261,000	86.0
オセアニア	オーストラリア	17,744,000	17,600,000	144,000	80.0
	ニュージーランド	2,330,000	2,330,000		61.0
ヨーロッパ	アイルランド	3,450,000	3,250,000	200,000	73.0
	イギリス	6,127,000	5,797,000	330,000	10.0
	スペイン	4,450,000	4,250,000	200,000	11.0
南米	ガイアナ	245,000	45,000	200,000	32.0
	チリ	11,800,000	11,000,000	800,000	70.0
	ブラジル	73,200,000	73,200,000		41.0
北米	アメリカ合衆国*	211,393,167	199,510,160	11,883,007	66.3
	カナダ	14,560,000	14,260,000	300,000	44.0
	パナマ	510,000	510,000		15.0

＊：CDC 2014　　　　　　　　　　　　　　　（British Fluoridation Society 2012 より）

道水フロリデーションの普及率は100％で，中国香港行政区も地域全体が水道水フロリデーションされています．人口の50％以上が水道水フロリデーションを達成している国は，アイルランド，イスラエル，コロンビア，チリ，オーストラリア，ニュージーランド，マレーシアと米国です．地域別にみると，アフリカ諸国は天然のフロリデーションが主です．ヨーロッパではアイルランドの73％を筆頭に，スペインと英国の10％，セルビアとポーランドが水道水フロリデーションの調整による恩恵に浴しています．

　21世紀に入ってもフロリデーション人口は年々着実に増加しています．2002年から2014年の期間には新たに約5,800万人がフロリデーションの対象となりました．その国別の内訳は米国が3,200万人で最も多く，次いでチリとオーストラリア700万人，マレーシア500万人，ブラジル300万人でした[1]．

2　米　国

1) 米国における水道水フロリデーションの普及状況

米国における普及人口の年度推移を**図47**に示します．給水人口中の実施率でみると，1992年62.1％，2000年65.0％，最新データの2014年では74.4％で，2億1,139万人余が水道水フロリデーションの恩恵を受けています．これは全人口の66.3％に相当します[2]．

米国各州における水道水フロリデーションの実施状況を**図48**に示します．最新データでは，2010年目標である給水人口中の75％以上の実施率を26州で達成し，ケンタッキー州では人口の99.9％をカバーしています[2]．また，米国50大都市のうち47都市でフロリデーションが実施されており，ニューヨークでは1965年に開始され，現在の給水人口は約840万人となっています．

2) 米国10大公衆衛生業績（1999年米国疾病予防管理センター公表）

米国疾病予防管理センター（CDC）は1999年に水道水フッ化物濃度調整を予防接種，伝染病管理，母子保健，タバコの有害性の認知などとともに20世紀の10大公衆衛生業績の1つにあげました（**図49**）[4]．20世紀初頭の米国ではむし歯がまん延し，国民は酷いむし歯に悩まされていました．当時，効果的なむし歯予防方法はありませんでした．歯の状態が良くないため，兵士不合格者が続出し，むし歯は国家的健康問題となりました．こうした状況を水道水フロリデーションは改善し，年齢，教育水準，収入や障がいの有無に関わらず，対象地域のすべての人びとに平等にむし歯の減少をもたらす主要な因子となったのです．

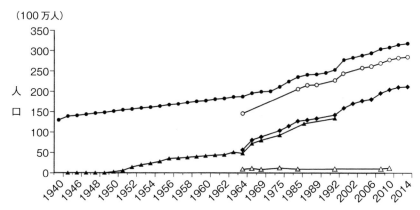

●：米国総人口　○：給水人口　◆：水道水フロリデーション給水人口
▲：濃度調整給水人口　△：天然至適濃度給水人口

（Centers for Disease Control and Prevention；Community Water Fluoridation, Water Fluoridation Basics より）

図47　米国における水道水フロリデーション普及状況の年度推移

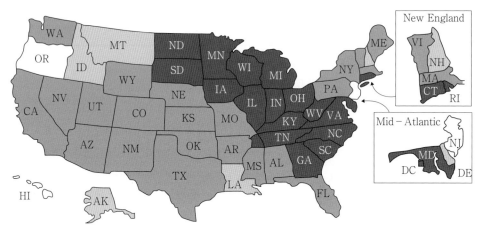

(Centers for Disease Control and Prevention：2014 Water Fluoridation Statistics より)

図48　米国各州における水道水フロリデーション実施状況（2014）

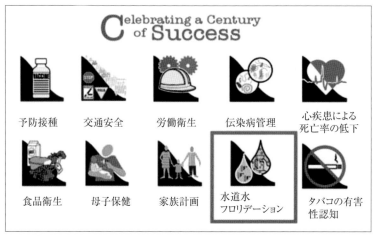

（CDC's Morbidity and Mortality Weekly Report（MMWR），48（12）：1999．より）

図49　20世紀の10大公衆衛生業績

3) 水道水フロリデーション60周年記念から70周年記念へ

　2005年7月12〜15日に，米国イリノイ州シカゴの米国歯科医師会（ADA）本部で水道水フロリデーション60周年記念行事が行われました[5〜7]．日本からも参加しました（図50）．シンポジウムはADAとCDCの協働による地域水道水フロリデーション60周年記念行事として企画実行されました．シンポジウムに先立ち，水道水フロリデーションの先駆けとなったグランドラピッズのジョージ・ハートウェル（George Hartwell）市長は「世界初のむし歯予防のための有効なフロリデーション都市になった偉業を誇りに思っている」と挨拶しました．アーネスト・ニューブラン（Ernest Newbrun）先生（図50）は科学的な面からフロリデーショ

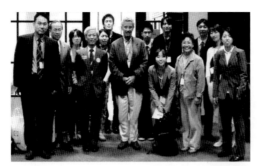
図50　フロリデーション60周年（ADA本部）
中央がアーネスト・ニューブラン先生

ンを取り上げ，CDCの前フロリデーション技師長のトーマス・リーブス（Thomas Reeves）氏はフロリデーションの技術的な進歩について話しました．また，ADAのピーター・スフィーカス（Peter Sfikas）氏はフロリデーションが歴史的にも法的な正当性に裏づけられた公衆衛生的むし歯予防方策であると述べました．さらに，①フロリデーションの拡散効果，②フロリデーションに用いるフッ化物の健康面ならびに環境に対する安全性の確認，③フロリデーションの費用節減効果，④フロリデーションに関するリスク認知の大切さに関する講演が続き，フロリデーション60周年の祝賀会となりました．また，地域水道水フロリデーションの60周年記念祝賀に関するADA声明[5]やWHOからの祝賀メッセージ[8,9]が発せられています．

　2015年に米国水道水フロリデーションは70周年を迎えました．同年9月に28の州と2カ国から計90人がADA本部に集まり，歯科口腔保健において重要な公衆衛生事業の70周年を祝い，フロリデーションの国民に対する口腔衛生への成果を確認しました．参会者のサウスカロライナ州地域歯科医師会のウィルソン（Wilson）会長は「地域住民の口の健康を守るため，すべての歯科医師は人びとにフロリデーションの有益性を教育する重要な任務があります．ほんのわずかな飲料水中のフッ化物の効果はきわめて大きいのです」と述べています[10]．

4）フロリデーション・ファクツ

　ADAは1950年に水道水フロリデーションを支持する方針をとり，その後も積極的に推進しながら，フロリデーションに関する多くの疑問に答えてきました．それを冊子としたのが，『フロリデーション・ファクツ』です．1956年に初めて刊行されました．その最新版は2005年7月に，水道水フロリデーション60周年記念祝賀に合わせて発行されました[6]．フロリデーションに関する科学情報が，Q＆Aの方式でわかりやすく解説されている冊子となっています（p.40〜44参照）．

　『フロリデーション・ファクツ』は2006年に，副題「正しい科学に基づく水道水フッ化物

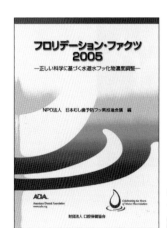

(NPO法人 日本むし歯予防フッ素推進会議編：
フロリデーション・ファクツ2005．口腔保健協会，2006．より)
図51 フロリデーションファクツ2005の表紙

濃度調整」，NPO法人日本むし歯予防フッ素推進会議編集として口腔保健協会から日本語訳が出版されました（**図51**）[11]．

最新版の内容は，水道水フロリデーションの恩恵に関する16項目，安全性に関する25項目，フロリデーションの実践に関する8項目，公共政策に関する7項目，費用対効果に関する2項目の合計58項目の質問に対する答えと事実解説から構成されています．さらに，巻末には358の文献と米国の5大保健機関からの水道水フロリデーション支持声明，水道水フロリデーションを推奨する米国内と世界の保健機関と専門団体の一覧が掲載されています．ADAが科学的な見地から国民の口腔保健に貢献する学術団体とみなされる所以です．

5) ヘルシーピープル2020

米国の健康政策の一環として，10年ごとに『ヘルシーピープル2000』，『同2010』が提示され，国民の健康づくりが進められています[12]．その最新版が『ヘルシーピープル2020』です．国民の健康改善のための42の分野から構成され，約600の目標を設定しています．そのうちの32番目に歯の健康が取りあげられています．

小児と成人の歯と歯周組織の保健，予防サービスの利用状況の基準値と2020年目標値が設定されています．口腔保健への介入と公衆衛生基盤整備の項目もあり，口腔保健への介入の項目（OH13-1）に地域水道水フロリデーションの給水人口率を79.5％にする目標値（2008年の72.4％を基準値に10％の改善計画）が立てられ，着実に全国に拡大する施策が進行中です．

3　オーストラリア

1) オーストラリアの水道水フロリデーションの普及状況

1954年に水道水フロリデーションが開始されました．オーストラリア政府保健省は，「水

道水フロリデーションが地域全体でフッ化物によるむし歯予防効果を達成できる最も効果的で，しかも社会的に公正な手段である．むし歯の減少と歯のフッ素症の発現を抑え，気候を考慮して 0.6〜1.1 ppm の範囲で調整すること」を推奨しています．フロリデーションの実施率は，州・都単位で 76〜100％の実施率となっており，大都市での普及率が高いという特長があります（図 52）[13]．

2）クイーンズランド州におけるフロリデーションの急速な拡大

クイーンズランド州の普及率は，図 52 のように 2017 年統計で 76％ですが，2007 年の段階では 5％未満でした．そのようなきわめて低い普及率を改善するため，同年 12 月，州に「新フロリデーション法」が制定され，住民 1,000 人以上の地域では水道水フロリデーションを実施する義務が課せられました．水道局や地方自治体は実施に向けて努力しなければならなくなったのです[14,15]．その後実施率は飛躍的に向上し，2012 年には 89％となりました．ところが，同年 12 月に州政府が交代し，以前のように「フロリデーションを実施する，しない」の判断を町・市単位で決定する法律に変更され，いくつかの地域で中断となりましたが，76％実施率で現在に至っています．オーストラリア政府は医学・歯学情報を整理し，水道水フロリデーションが有効・安全な最善の公衆衛生むし歯予防施策であることの啓発に取り組んでいます[13,16]．

3）謎を解け！まさかのミステリー

2004 年 2 月 27 日，日本テレビ『謎を解け！まさかのミステリー』という番組では，「もし，こんな方法でむし歯が 1 本もなくなったら!?」という衝撃的なテーマを取り上げました[17]．

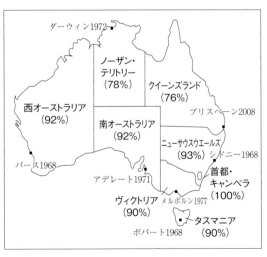

(National Health and Medical Research Council：MHNRC PUBLIC Statement 2017；Water Fluoridation and Human Health in Australia. 2017.より)

図 52　オーストラリア各州における水道水フロリデーションの実施率と大都市におけるフロリデーション開始年

日本から単身赴任でオーストラリアにやってきたサラリーマンMは，子どもたちをはじめ住民にむし歯が少ないことに驚かされます．番組では謎解きのために3つのヒントを示しました．

　　その1 ▶ オーストラリア人は甘いものが大好き
　　その2 ▶ ある方法にかかるお金は年間たったの20円
　　その3 ▶ 日本ではやっていない

この3番目が最も重要なヒントでした．さらに重要なヒントが示された後，回答者の花田勝さん（第66代横綱若乃花）は「歯を木でこする」と答え，その後にミステリーの真相が明かされました．

この町の住民にむし歯が少ない理由，映像には水道の蛇口が映し出され，蛇口から流れ出る水．それは「水道水」でした．実は，オーストラリアのほとんどの大都市の水道水にはむし歯予防のためにフッ素が入れられていると解説されました．オーストラリアでむし歯が異常に少ない理由，その秘密は飲むだけで知らぬ間にむし歯予防ができる水道水フロリデーションだったのです．謎は解けました．

むし歯予防について，回答者の花田さんは典型的な日本人の答えをしたといえましょう．「歯を木でこする」との答えは，歯みがきからの連想であると想像されます．日本人にとってのミステリーは，いつまで続くのでしょうか．

4　ニュージーランド

1) ニュージーランドの歯科保健医療―災いを転じて福となす―

羊の頭数が人口を上回るニュージーランド（NZ），この国の歯科保健対策に学ぶことは多いのです．ラグビーのオールブラックスやヨットのアメリカンズカップなどスポーツの盛んなNZでも，歯の問題には手を焼いていました．1996年夏に著者らはNZを訪れました．南島のダニーデンにあるオタゴ大学で研究している同級生新見昌一君の紹介もあり，モーテルを拠点にNZでの有意義かつ快適な時間を過ごしました．

NZの歯科保健のユニークな取組みに，学校歯科看護婦制度があります．私たちが訪れた時は，学校歯科看護婦（歯科セラピスト）の養成が始まってから80周年を迎えていました．1960年ごろまでの彼女らの主な仕事は臼歯咬合面にアマルガム充填をすることでした．当時充填修復された子どもの歯列を目の当たりにした日本の歯科関係者は，「地上の楽園」と絶賛しました．むし歯の早期発見と即時治療により不十分ながらも歯の延命に寄与しました．

これと相反するNZの驚くべき歯科の状況が報告されました．1970年代にWHOとUSPHS（米国公衆衛生局）による国別の歯科保健状況と歯科医療従事者制度に関する国際共同研究が行われました．この調査研究は第1回WHO/USPHS国際歯科保健共同研究（ICS-Ⅰ）とい

われています．7カ国が対象で，NZ では南島のクライストチャーチを中心とするカンタベリー地方が調査地区になりました．その報告によれば，カンタベリーの35〜44歳群 1,000 人における無歯顎者（全部床義歯装着者）は 35.6％で，女性の 40％と男性の 30％が無歯顎というきわめて異常な疫学所見が示されました[18,19]．1976 年にアテネで開催された FDI の大会でこの事実が公表され，NZ における小児の歯科保健制度は批判の的となりました．しかしながら，この批判は的確ではありませんでした．なぜなら，調査対象のカンタベリーの35〜44歳群は 1929〜1938 年生まれで，彼らの大半は学校歯科保健指導を受けていなかったからです．1994 年に発表された第 2 回国際歯科保健共同研究（ICS-II）によれば，35〜44 歳群 700 人における無歯顎者は 13.7％に減少する一方，12〜13 歳児の 1 人平均 DMF 歯数は 2.40（前回の ICS-I では 11 歯）に激減しました[20]．

このような過程を経て，NZ では健康な歯を保持する必要性が認識され予防的アプローチへの転換が図られ，歯科セラピストの仕事内容はアマルガム充填からシーラント中心の予防処置に移行しました[21]．

一方，1950 年代前半から公衆衛生対策として水道水フロリデーション事業が開始され，現在では 233 万人，国民の 61％が恩恵を受けています（p.88, **表11**)[22]．

2）高齢者への予防歯科対策と水道水フロリデーションの普及

1997 年にニュージーランド保健委員会は冊子『高齢者への予防歯科対策』を発行して，かつての「アマルガム充填世代」である高齢者の予防歯科対策に水道水フロリデーションを盛り込んでいます．高齢者の自立と生活の質を支援するために，障害や疾病に対する効果的な予防対策としてフッ化物の応用が最も重要と述べています．高齢者における唾液量の減少と歯周疾患による歯肉の退縮は歯根面を露出させ，根面むし歯の発生リスクを高めます．そのため，国は有効な公衆衛生手段である水道水フロリデーションのいっそうの普及を目指しているのです．NZ では治療の限界を知り，予防中心の歯科保健医療への転換が図られました．フロリデーションと並行して，サービス内容の質的転換は国民の QOL の向上につながります[21]．

5　韓　国

1）鶴の一声—衛生長官の真摯な行動—

韓国における水道水フロリデーション導入は，稀有な例といえましょう．そのきっかけは，1977 年 12 月に保健福祉家族部の申鉉碻長官がソウル大学附属病院の補綴科を受診した際に，金光男教授に「むし歯予防に効果的な方法は何ですか」と尋ねました．すると，金教授は「郡部では簡易水道にフッ素を入れること」と答えました．申長官は執務室に戻り，即刻医政局

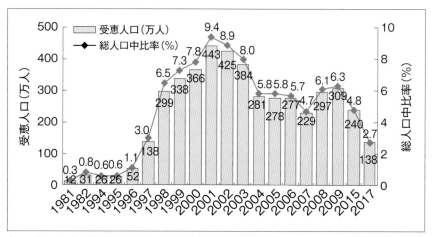

(NPO法人日本むし歯予防フッ化物協会編：日本におけるフッ化物製剤（第10版），口腔保健協会，東京，2016，p.67一部改変）

図53　韓国の水道水フロリデーション受恵人口と総人口中での割合（％）

長に水道水フロリデーションの実施を指示したそうです．医政局長は大臣命令として水道水フロリデーションの立案計画を練りました．1978年には，韓国歯科保健学会長の金鐘培ソウル大学教授のアドバイスもあり，都市部での水道水フロリデーション事業となりました[23～27]．この間に，保健福祉家族部内には水道水フロリデーションの準備のために口腔保健事業協議会が組織されています．

2) 韓国水道水フロリデーションの普及状況と30周年記念

2011年7月にソウルで水道水フロリデーション30周年記念シンポジウムが開催されました[26,27]．韓国では1981年3月に鎮海市で，翌年に清州市でフロリデーションが開始されました．1997年に歯科保健課が設置され，翌年から水道水フロリデーションを含む歯科保健事業とその普及啓発事業の予算が計上されました．都市部での水道水フロリデーションキャンペーンも功を奏して全国へ拡大し，韓国水道水フロリデーション20周年記念の2001年には31地域36浄水場，443万人に拡大しました（図53）．その一方で，1990年代後半から極端な主張を繰り返す原理主義者の台頭による反対運動と財政事情の悪化のために，地方議会議員に動揺が起こり市議会でフッ化物購入費を削減する地域が出て，数地域で中止に追い込まれました．2000年代の後半に，国民に対する啓発活動と政府の補助金の増額施策によりやや回復の兆しが認められ，2012年7月にフロリデーション地域数は24，フロリデーション人口は約333万人，人口の6.7％となりました（韓国釜山大学の金鎭範教授からの私信）．その後は漸減して2015年には240万人（総人口の4.8％）に，さらに2017年には138万人（同2.7％）に落ち込みました（図53）．このようにフロリデーションが漸減している大きな要因として，社会経済的・政治的な課題があります．以前にも増して，地方議会議員の賛同が得られ

ず，水道水フロリデーションの稼働に必要な予算を獲得しにくくなっていることがあげられます．

3) 法的基盤整備―国民健康増進法と口腔保健法―

韓国の水道水フロリデーションに関する法的基盤整備として，1995年の国民健康増進法に規定されています．国家と地方自治体は，国民の口腔疾患の予防と口腔健康の増進事業の1つに水道水フッ化物濃度調整事業を明記しました．次いで，2000年初めに大統領が口腔保健法を公布して同年9月から施行されています．韓国の口腔保健法第3章には水道水フッ化物濃度調整事業について明文化されました[28]．

このように，韓国では着実に水道水フロリデーションが導入しやすい法的な環境整備がされ，今後の新たな地域における水道水フロリデーションの導入と社会経済的・政治的な要因で中止となった地域でのフロリデーションの再開が期待されます．

4)「健康社会のための歯科医師の会」と「健康歯牙連帯」

韓国の若手歯科医師たちは熱意があり，活動的でした．1988年に予防を基本に考え，「健康社会のための歯科医師の会」を設立し，地域における水道水フロリデーションの啓発・普及活動を展開しました[27,30]．

一方，「健康歯牙連帯」は2000年に釜山広域市（人口約400万人）の水道水フロリデーションの実現と障がい者の口腔の健康増進を目的に結成された釜山広域市52の市民社会団体のネットワーク組織で，市民広報キャンペーンを行ってきました．

1981年に政府主導型で始まった韓国の水道水フロリデーションのモデル事業以降の推進役となったのは，ソウル大学金鐘培教授をはじめ，予防歯科および歯科公衆衛生分野の教授陣から教育を受けた「健康社会のための歯科医師の会」メンバーと市民団体でした．

5) 歯科衛生士の活躍―韓国昌原市におけるフロリデーション事業の歩み―

昌原市（人口51万人）で，2008年から水道水フロリデーションが開始されました．当市のフロリデーション事業の推進の準備から実施に至る推進役となったのは，昌原市保健所の口腔保健係の歯科衛生士でした．主役の歯科衛生士，呉莫葉さん（昌原市保健所 健康増進課 口腔保健係長）が2009年11月に来日し，富山市での研修会で昌原市における水道水フロリデーション事業の歩みを講演しました[31]．

彼女は歯科衛生士として，市民の口腔の健康を増進させるためにはいかなる困難も克服できると信じていたと話しました．当時，彼女には「プルソ（フッ素）」というニックネームがついていたといいます．彼女らの努力により本格的なフロリデーションの実施に至ったのです．歯科衛生士が小さな力を合わせて，すべての市民の歯を守る行動に立ち上がった成功例

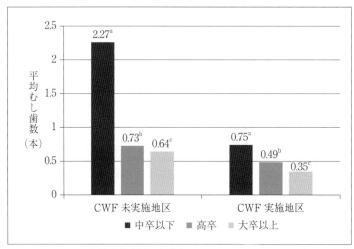

一変量分散分析．年齢を a=9.93，b=8.61，c=8.40 として調整
CWF：地域水道水フロリデーション
図 54　親の教育レベル別にみた子どもの平均むし歯数

であるといえましょう．

　わが国において，2000年末で歯科衛生士は10万人を超え，その約9割は個人診療所勤務で，診療補助中心，加えて歯科保健指導と歯科予防処置を行っているのが実態でしょう．保健所と市町村勤務の歯科衛生士は全体の2.5%とわずかです．少ないながらも昌原市の呉莫葉さんら歯科衛生士と同じようなチャンスはあります．日本でも市民の健康づくりに情熱を傾ける公衆歯科衛生士が一人でも誕生して力を発揮することを期待したいと思います．

6）韓国における水道水フロリデーションによる小児永久歯むし歯の格差の縮減

　韓国フロリデーション地区（Okcheon市）の6，8，11歳児627人と未実施地区（Yeongdong市）の同年齢児686人のむし歯を比較した結果，8歳と11歳児の平均むし歯数はフロリデーション実施地区が未実施地区より有意に少ないことが示されました．さらに，この研究では両地区の親の収入別，教育レベル別のむし歯数を比較しました[32]．

　①親の収入別では，フロリデーション未実施地区で親の収入によって平均むし歯数に差がありましたが，フロリデーション実施地区では親の収入による子どもの平均むし歯数に差はありませんでした．

　②親の教育レベル別では，フロリデーション未実施地区では親の教育レベルが低いほど平均むし歯数が多かったのですが，実施地区では教育レベル別の子どもの平均むし歯数に差を認めませんでした（図54）．

　以上から，韓国においても，水道水フロリデーションはむし歯を減少させるだけではなく，社会経済状況の違いによるむし歯の格差を縮減することが証明されました．

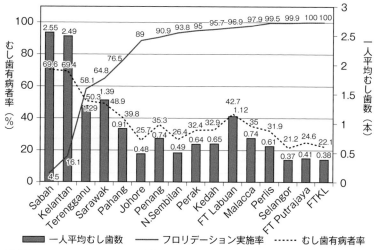

図55 マレーシアにおける州別にみた12歳児むし歯有病状況と水道水フロリデーション実施率との関連（2009年）

6 アジアの普及状況―シンガポール・中国香港行政区・マレーシア―

1) シンガポールと中国香港行政区

　シンガポールと香港行政区の共通点は，全域が水道水フロリデーションされていることです．シンガポールでは，1958年から水道水フロリデーションが開始されています[33]．

　2001年の歯科医師数は1,087人で，住民約4,000人に歯科医師1人の比であり，日本の1/3以下です．砂糖の1人あたり消費量が2009年で62.7kgと多く，日本の約3倍を消費していますが，2002年の12歳児のむし歯数は1本です．

　香港行政区の水道水フロリデーションは1961年に開始されました．現在のフッ化物濃度は0.5ppmに調整されています．住民対歯科医師の比は4,027：1で，ほぼシンガポールに類似しています．2009年の砂糖消費量は年間25.6kgでした．2001年の12歳児のむし歯数は0.8であり，62.2%の小児はむし歯経験なしでした．

2) マレーシア

　マレーシアの水道水フロリデーションは1957年にマレー半島南端のジョホールで開始されました[34,35]．1972年から政府公認となり漸次拡大し，2010年時点で人口の75.5%がフロリデーションの恩恵を受けています．飲料水中フッ化物濃度は0.4〜0.6ppmに調整されています．むし歯予防効果は歴然としており，図55に示すように水道水フロリデーション実施率100%の州の12歳児のむし歯数は0.38〜0.41と少なく，フロリデーション普及率の低い州のむし歯数2.49〜2.55と約6倍の開きがありました．

2000年に東京で開催された第24回むし歯予防全国大会の講師を務めたマレーシア・サワラク州保健課長のモハマッド・アブドラー歯科行政官は，「日本は経済的な面や産業の面において，特に技術面では世界的なリーダーとして牽引役となっている．そういう意味からも，日本で水道水フロリデーションが進むことを願っている」と語りました．日本は歯科公衆衛生面において，マレーシアに大きく水を開けられているのが実態です．

7　食塩フッ化物添加の選択

1）世界における食塩フッ化物添加の普及状況

　国家の公衆衛生施策として，水道水フロリデーションと双璧をなしている方策が食塩フッ化物添加です[36]．全身的フッ化物応用は，水道水か食塩の二者択一です．1955年にはスイスで食塩フッ化物添加が始まりました．スイスの産婦人科医のウェスピが提案した方法です．20世紀の初め，スイスのアルプス地方では風土病が流行っていました．それは海産物に多く含まれるヨウ素欠乏症の甲状腺腫の多発でした．そこで，1922年にスイスでは食塩にヨウ素を添加する方式が採用され，風土病の抑制に成果を上げたのです．これにヒントを得て，むし歯予防のために食塩にフッ化物を添加する方式が採用されたのです．

　この方式には水道管は必要なく，比較的廉価であるので，2000年で9,700万人が食塩フッ化物添加の恩恵に浴していました．さらに2010年には1億6千万人に増加しています．

　食塩フッ化物添加は浄水の設備が完備されていない開発途上の国々，飲料水として水質に難点を有する地域，あるいは政治的な問題から水道水フッ化物濃度調整を選択していない国々において実施されています．経済的にも年間1人あたり20セントという安い経費です（水道水フッ化物濃度調整：年間1人あたり50セント比）．一般的に，食塩1 kgあたり250 mgのフッ化物が添加されています．

　現在では，ヨーロッパ諸国（オーストリア，チェコ共和国，フランス，ドイツ，ルーマニア，スロバキア，スペイン）と南米（ボリビア，コロンビア，コスタ・リカ，エクアドル，ジャマイカ，メキシコ，ペルー，ウルグアイ，ベネズエラ）で利用されています．20歳までのむし歯予防効果は実証され，審美的に問題となる歯のフッ素症も出現していません．乳幼児期に少量摂取になりやすい一方で，成人で塩辛い物を好む人ではフッ化物摂取量が多くなる可能性があります．2013年のWHOの一般成人向けガイドラインでは食事摂取基準における食塩の摂取目標値は5g未満（2015年版日本人の目標値は男性8 g/日，女性7 g/日）としているので，フッ化物添加の食塩（250 mg/kg）から摂取されるフッ化物量（12.5〜20 mg）はフッ化物の食事摂取基準における上限量10 mg/日（1997年米国，日本では6 mg/日；p.7参照）を超えることはないと算出されます．また幼児の1日あたり食塩摂取量は3 g前後であり，フッ化物の食事摂取基準における1日あたりの上限値1.2 mgを上回る可能性もきわめ

表12　水道水フロリデーションと食塩フッ化物添加の比較

要素	水道フロリデーション	食塩フッ化物添加
適応範囲	上水道設備のある地域	上水道設備なし，あるいは飲料水の質不良地域
天然フッ化物濃度	考慮不要	考慮
食塩製造企業	考慮不要	企業の協力が必要
むし歯予防効果	すべての年齢層に有効	20歳までの有効性確認
フッ化物摂取	乳幼児期に多量摂取になりやすい	乳幼児期に少量摂取になりやすい
フッ化物摂取過多	人工乳摂取の乳幼児	塩辛い物を好む人
フッ化物摂取過少	ボトル水利用者と除F浄水器利用者	低塩生活者
費用	年間50セント	年間20セント

(Horowitz HS：Community Dent Oral Epidemiol 28（5）：2000. より)

て小さいと推定されます．したがって，全身への影響や歯のフッ素症の発現もないと考えられています（表12）[37]．

2）スイス・バーゼル市のフロリデーション―水から食塩へ―

　1962年にバーゼル市と隣接の二地域では水道水フロリデーションが導入されました．既述のように，スイスでは食塩フッ化物添加が行われていました[38,39]．そのため，バーゼル市民と周辺住民20万の家庭では，水と食塩の双方からフッ化物を摂取できる状態でした．

　2003年4月の議会において，食塩フッ化物添加が県全域に拡がっているという事実をふまえて水道水フロリデーションの中止を可決しました．その背景ですが，1990年代まではバーゼル市と周辺地域で水と食塩フロリデーションの「共存」はたいした問題ではありませんでした．1995年には，新スイス連邦食品法が可決され，食塩の流通規制が緩和されました．また，2000年にはフッ化物添加食塩のパッケージのラベルに「バーゼル市へ配送してはならない」との表記も削除されました．さらに，隣国のフランスやドイツでの食塩フッ化物添加の利用が進んだことも変更理由にあげられます．

　この機に及んで，水道水フロリデーション反対者たちは大勝利を収めたとはやし立てました．しかしながら，真相は異なります．バーゼル市はフロリデーションを中止したのではありません．フロリデーションの手段として食塩による方法を選択したのです．

文　献

1) British Fluoridation Society：One in a Million；the facts about water fluoridation. 3rd edition published March 2012. http://www.bfsweb.org/onemillion/onemillion2012.html（accessed August 16, 2017）
2) Centers for Disease Control and Prevention：2010 Water Fluoridation Statistics. Page last reviewed：July 27, 2012. http://www.cdc.gov/fluoridation/statistics/2010stats.htm（accessed August 16, 2017）

3) NPO法人日本むし歯予防フッ素推進会議編：日本におけるフッ化物製剤（第8版）．口腔保健協会，東京，2010，p.52-58.
4) CDC：Ten Great Public Health Achievements-- United States, 1900-1999, MMWR, 48（12）；241-243, 1999. http://www.cdc.gov/mmwr/preview/mmwrhtml/00056796.htm（accessed November 9, 2012）
5) ADA statement commemorating the 60th anniversary of community water fluoridation. 2005.
6) ADA：Fluoridation facts, Celebrating 60 Years of Water Fluoridation Chicago, Illinois, 2005.
7) 田浦勝彦：米国水道水フロリデーション60周年記念シンポジウム報告．NPO日F通信, No.12：p.1, 2, 2005.
8) Petersen PE：Prevention of dental caries through the effective use of fluorides, WHO Audio visual gallery, 2005. http://www.who.int/oral_health/media/video/en/index.html（accessed November 9, 2012）
9) NPO法人日本むし歯予防フッ素推進会議訳：フッ化物の有効利用によるう蝕予防　WHO口腔保健プログラム　主任　P.E.ペターソンからのメッセージ．http://www.nponitif.jp/newpage90.html（accessed November 9, 2012）
10) ADA News：ADA hosts celebration of 70 years of water fluoridation September 15, 2015. http://www.ada.org/en/publications/ada-news/2015-archive/september/ada-hosts-celebration-of-70-years-of-water-fluoridation（accessed August 17, 2017）
11) NPO法人日本むし歯予防フッ素推進会議訳：フロリデーション・ファクツ2005—正しい科学に基づく水道水フッ化物濃度調整—．口腔保健協会，東京，2006.
12) U. S. Department of Health and Human Services：Healthy People 2020—improving the health of Americans, Oral Health. http://www.healthypeople.gov/2020/topicsobjectives2020/overview.aspx?topicid=32（accessed November 10, 2012）
13) National Health and Medical Research Council：MHNRC PUBLIC Statement 2017；Water Fluoridation and Human Health in Australia. 2017.
14) NPO法人日本むし歯予防フッ素推進会議編：オーストラリア・クイーンズランド州フロリデーションの普及率を5年間（2008-2012）で人口の95％に．NPO日F通信, No.32：p.2, 3, 2010.
15) オーストラリア・ヴィクトリア州政府編：水道水フロリデーションQ＆A．第60回日本口腔衛生学会・総会，千葉，2011.
16) National Health and Medical Research Council：Water Fluoridation and Human Health in Australia；Questions and Answers, 2017.
17) NPO法人日本むし歯予防フッ素推進会議編：日本テレビ『謎を解け！まさかのミステリー』，NPO日F通信，No.7：p.4, 5, 2004.
18) Logan, R. K：ニュージーランドの歯科医療制度．世界の歯科医療制度．森本　基訳，口腔保健協会，東京，1981，p.31.
19) Cohen, L. K.：7カ国における歯科医療制度．歯科保健事情との関連における歯科分野のデンタルマンパワーシステムについての国際共同研究．森本　基訳，口腔保健協会，東京，1981，p.163-173.
20) 森本　基ほか：歯・口腔の保健と医療国際協力をめざして．口腔保健協会，東京，1995，p.113-116.
21) W. M. Thomson：Preventive Dental Strategies for older populations. A Report to the National Health Committee, June 1997.
22) 田浦勝彦ほか：禍を転じて福となした国—ニュージーランドの歯科保健医療の歴史から学ぶ（Ⅰ，Ⅱ）．歯界展望90：473-484, 677-689, 1997.

23) 金鐘培：韓国におけるう蝕撲減のための歯科保健対策．第21回むし歯予防全国大会抄録集，長崎，1997，p.27-34.
24) 金鐘培：韓国における最近の歯科保健戦略．口腔衛生会誌 49：394-397，1999.
25) 金鎮範：韓国における水道水フッ化物添加のあゆみ．第23回むし歯予防全国大会抄録集，1999, p.22-25.
26) 金鎮範：韓国の口腔衛生．口腔衛生会誌 51：338-339，2001.
27) 田浦勝彦ほか：韓国の口腔保健推進への取り組みについて―口腔保健法と地域水道水フッ化物濃度適正化20周年記念から今後のわが国の口腔保健への提言―．口腔衛生会誌 52（3）：168-174，2002.
28) 金鎮範：韓国における口腔保健法―フッ化物応用の進展―，第34回むし歯予防全国大会，富山，2009.
29) 玉原　亨：韓国での水道水フロリデーション30周年式典を視察して．NPO日F通信，No.37：p.4, 5, 2011.
30) 金光洙：健康社会の為の歯科医師会の歴史及び韓国におけるフロリデーションの推進，第25回むし歯予防全国大会抄録集，東京，2000.
31) 呉莫葉：昌原市における水道水フロリデーション事業のあゆみ．第33回むし歯予防全国大会抄録集，富山，2009, p.20-23.
32) Kim Han-Na, Jeong-Hee Kim, Se-Yeon Kim, Jin-Bom Kim：Associations of Community Water Fluoridation with Caries Prevalence and Oral Health Inequality in Children. Int J Environ Res Public Health 14：631, 2017.
33) Joseph C Y Chan：Fifty Years of Water Fluoridation The Hong Kong Experience, 3rd Asian Chief Dental Officers Meeting（ACDOM）, 6-8 Nov 2011. Hanoi, Vietnam.
34) モハマッド・アブドラ：マレーシアの上水道フロリデーションプログラム．第24回むし歯予防全国大会，東京，2000.
35) Abu Talib, Nb：Water Fluoridation；A Public Health Approach in Caries Prevention in Malaysia. Symposium Celebrating 30 Years of Fluoridation, Korea, 14th July 2011.
36) Marthaler TM, Petersen PE：Salt fluoridation—an alternative in automatic prevention of dental caries. International Dental J 55：351-358, 2005.
37) Horowitz HS：Decision-making for national programs of community fluoride use. Community Dent Oral Epidemiol 28（5）：321-329, 2000.
38) Hanson S：The Belgian fluoride story, FDI, 2002.
39) NPO法人日本むし歯予防フッ素推進会議編：スイスバーゼル市における水道水フロリデーション中止に関する真相，NPO日F通信，No.5：2003, p.3-5.

「世界の常識」

数年前，隣町に住んでいたオーストラリア人の男性が日本人の奥様を伴い健診と歯のクリーニングを希望して来院した．近々帰国するという．私のいる田舎では，まだまだ外国人は目立つ存在で，彼の名前は知らなかったが，いつもMacを持ち歩いていたので，家族の間では「Macの人」と名づけていた．

夫婦2人が隣同士のチェアに座り診察が始まったが，半個室の環境なので隣の状況を完全に把握することはできない．私の医院では，初診時に口腔内写真を撮り，検査結果やX線写真と照合させながら，口の中の状況を説明する．いつもならむし歯予防について最初に説明をするのだが，オーストラリア人の夫はカリエスフリー（むし歯の経験がない）の状況だったので「ウォーターフロリデーションをご存知ですか？」と質問してみた．彼は少し笑みを浮かべて「もちろん知っています．そのおかげで私はむし歯にならなかった．小さい頃はフッ素の錠剤も使用していました」と英語に日本語を交えながら説明を始めた．隣にいた歯科衛生士はそれを聞きながら，私のいつものフッ素の話の時間が省略できると判断したに違いない．早急に処置の準備にとりかかっていた．

一方，日本人の奥様の口腔内の状況は対照的だった．真面目に通院したのだろう．奥歯に銀色の詰め物や冠が10個程あり，同世代の日本人の口腔内を反映するような写真がモニターに映された．私の説明が終わった頃，夫がニコニコしながらこちらのチェアに顔を出した．そして奥様の口腔内写真を見て，修復物の多さに声を失っていた．

そこから夫婦二人の間で討論が始まった．私と歯科衛生士は，飛び交う英語につられて二人の間で顔を左右に不規則に往復させていた．理解できる英単語を繋ぎ合わせてみると，彼は日本で水道水フロリデーションが実施されていないことに合点がいかないらしい．日本で実施できていない理由を繰り返し問いただしているようだ．困った彼女は「先生，なぜですか？」と私に救いを求めてきた．「歯科医療の専門家，厚生労働省を頂点とする行政，学会，そして大学教育も世界の常識からずれていることは確かでしょう．気づいた人たちが力を合わせなければ……」と応えたが，二人の間でさらに議論は続いたと思う．

一昨年，6年間オーストラリアに住んでいた別の日本人夫婦が来院した．フロリデーションの話をすると，「オーストラリアに住む小学生の姪の授業参観に行くとフロリデーションの授業をしていました」という．それが世界の常識なのだろう．

（浪越建男）

第8章
日本における水道水フロリデーション

　わが国でも水道水フロリデーションが行われてきた歴史があります．京都山科地区，沖縄本島，三重県朝日町の3カ所です．さらに，天然の形で，飲料水中のフッ化物濃度が1 ppm前後から場所により2 ppm以上の地域が存在しました．北津軽地方，北関東地方，兵庫県宝塚と西宮，岡山県笠岡の各地域であり，これまでの疫学調査で明らかにされています．また，現在いくつかの米軍基地内で水道水フロリデーションが実施されているので，基地内で働いている人たちはフロリデーション水を利用していることになります．これらをまとめたものが付録（p.147）の日本地図です．

1　京都山科地区

1）世界的にも早期の水道水フロリデーションの導入

　1945年に米国グランドラピッズが，世界初の水道水フロリデーション都市になりました．その7年後の1952年2月1日から，京都市山科地区での水道水フロリデーションは試験的に開始され，1965年までの13年間実施されました．京都大学医学部の美濃口 玄教授（**図56**）を中心とするグループによるわが国初の水道水フロリデーションでした．山科地区住民約35,000人，6,800世帯に山科浄水場からフロリデーション水が給水されました．対照地区には京都市修学院地区の学童・生徒が選ばれました．山科フロリデーション11年後の結果は世界の他の地域とほぼ同様の30～50％のむし歯抑制効果を収めました[1]．

2）京都山科フロリデーション実現まで

　本計画の中心的役割を担った美濃口教授は「京都山科地区上水道弗素化計画概要」の緒言で，「古都京都は非戦災都市で上水道施設等も荒廃することなくその機能を発揮しており，また国際観光文化都市として存在していたので，京都市の担当者は本計画に高い関心を寄せた．衛生局と水道局は熱心に取り組み，大学研究機関との連携と京都府歯科医師会などの関連諸団体も推進母体となったことがフロリデーション計画遂行の原動力となった」と述べ，「我が国において初めて行われる結果をもって，更に他の都市に行われる前段階としてこれが実施されるものである事」と「将来の日本のフロリデーションの先駆けとなることを期待する」と続けています．

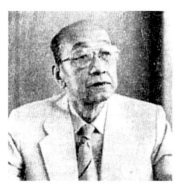

(口腔衛生会誌 30（1）：1980 より）
図56　美濃口 玄教授

　1950年，国に上水道弗素化委員会がつくられ，京都には山科浄水場弗素化対策委員会が設置されました．1951年11月には，京都大学の全面的な支援の下に，農学，衛生工学，水道工学，分析化学などの専門家が加わって，弗素総合委員会が開かれました．この間，厚生省公衆衛生局予防課水道局並びに医務局歯科衛生課も医療行政面の企画として，水道水フロリデーション計画に関心を示しました．1952年度から制定された厚生科学研究補助金を得て，同年2月1日から水道市フロリデーションが開始されました．フッ化物濃度は至適濃度よりやや低めの0.6 ppm に調整されました．同時に，医学，水道工学の研究課題も設定されました．

3）口腔衛生学会パネルディスカッションの開催

　1965年10月に京都教育文化センターで「むし歯予防のための上水道フロリデーションについて」と題して，美濃口教授を司会にパネルディスカッションが行われました．この前月には米国ニューヨークで水道水フロリデーションが導入され，時機を得た開催となりました．その概要を述べます[2]．

（1）山科地区フロリデーション12年間の成績

　小野尊睦助教授は，むし歯予防成績について，人，歯，歯面単位に分析した結果，山科地区の子どもに顕著なむし歯抑制効果が認められたことを報告しました（図57)[3]．また，米国のフロリデーション10〜15年後のミシガン州グランドラピッズ（GR）の子どものむし歯は対照群のムスケゴンの子どもより約50%少ないという結果から，フロリデーションによるむし歯予防効果が確認されたことを述べました．そして，小野助教授は日米の対照群（フロリデーション未実施）間におけるむし歯の比較と，日本のフロリデーション実施の山科地区の子どものむし歯とGRの両者間のフロリデーション実施後のむし歯を比較したところ，いずれも日本の子どものむし歯が少ないことを示しました（図57）．しかも，日本の非フロリデーションの修学院地区のむし歯が米国フロリデーション都市のGRの値に近似していました．このように，1950年代の日本の子どもは米国の子どもに比べて，むし歯が少ない時代

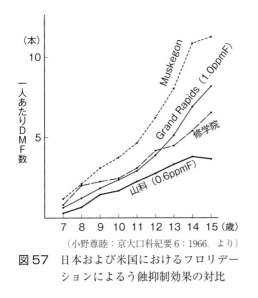

図57 日本および米国におけるフロリデーションによるう蝕抑制効果の対比

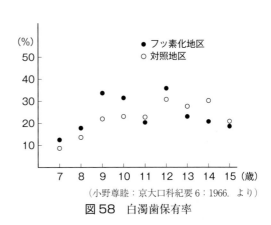

図58 白濁歯保有率

だったのです．

　山科地区と修学院地区における白濁歯の保有率について両地区間で統計学的な有意差を認めなかったことから（**図58**），山科地区 0.6 ppm のフロリデーションでは見ばえの良くない斑状歯の出現を認めなかったと判断されています．ただし，この調査では斑状歯（歯のフッ素症）の程度に関する評価を行っていません．

　さらに，学童の体位と全身状況については両地区の子どもの身長・体重・胸囲に差は認められず，全身発育に及ぼす悪影響は全く認められなかったと報告しています．

（2）上水道フロリデーションに対する住民の関心度

　地域住民がフロリデーションに対してどのような関心，態度を示しているかを知ることは重要です．1965年度山科地区小学校の新入生の保護者 899 名を対象に質問調査が行われました．816 名の回答者のうちの 90.9％の保護者は「むし歯予防にフッ素が大変効果がある」と回答しました．**図59** に「山科では水道水フロリデーションでむし歯が約 4 割少なくなっていますが，これからも水道にフッ素を入れることを続けた方が良いと思いますか」の問いに対する回答区分を示します．87.6％の保護者はフロリデーションの継続を望んでおり，「中止した方が良い」は 0.1％でした．この 1 名の反対理由は，「モルモットの実験のようにしていただかなくても，日常で気をつける」でした．小野助教授は次のように発言しています．「むし歯予防に日頃から気をつけるということは，なかなか難しいことである．今回の調査でも保護者の約 7 割は，子どもの歯の健康について特別の考慮を払わず，ないしは無関心でさえあった．（中略）口腔の健康管理に直接の責任と使命を持つわれわれ歯科医は 1 日も早く，実現可能な具体的方策を立てて，これを実施すべき段階ではないかと考える次第である」と

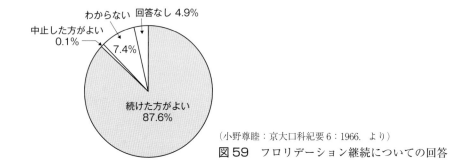

(小野尊睦：京大口科紀要 6：1966. より)
図59 フロリデーション継続についての回答

具体的な公衆衛生方策として水道水フロリデーションの必要性を説いたのです．

(3) 水道施設についての調査成績

京都市水道局の今川真吾浄水課長は，山科地区の原水は琵琶湖水のフッ素濃度で 0.08～0.1 ppm であり，0.5% フッ化ナトリウムを投入して 0.6 ppm にフッ化物濃度の調整を行い，ほとんど誤差なくフッ化物濃度管理ができたと述べています．また，山科地区の醤油製造工程の酵母への影響は認められず，さらに，染色やレンズ研磨に対する工業用水面での影響もないと報告しました．

(4) 行政法的見解

京都大学法学部の杉村敏正教授は，現行法上では，許容量内であれば，これを水道事業者の裁量に委ねられると解釈しました．

行政法的な立場からの見解として，今後，厚生省が水道事業の目的に関して，積極的に口腔衛生の向上を付け加えると仮定した場合に，その第一段階として厚生省は法律規定でフロリデーションが望ましいことを打ち出す．第二段階としては，フロリデーションの導入が公衆衛生学上有意義であれば，国は立法の権限があるので，フロリデーションを認容する態度から水道事業者に対してフロリデーションを命令するという立場の法案を作成することに言及しました．

(5) 衛生工学的見解ならびに公衆衛生学的見解

京都大学工学部の岩井重久教授は，米国水道協会の資料を基に，衛生工学的見地からフロリデーションが実際に人々の衛生状態の向上に役立っていることを示しました．そして，フロリデーションは地域全体としてのむし歯予防になります．個人衛生的な考え方だけでなく公衆衛生的な考えから，また，経済的な側面からもフロリデーションを実施するのが良いと述べました．

京都大学医学部西尾雅七教授は，公衆衛生学的な面から，わが国のむし歯の問題は国民保健上きわめて重要であることを指摘しました．むし歯予防対策として歯磨き習慣についての教育は普及しているが実効性に乏しく，個人的な予防方法には限界があり，大きな効果は期待できないので，水道水フロリデーションを促進する方向で考える必要があるとしました．

このパネルディスカッションは，口腔衛生学会承認の下に実施されました．参加者がより広い視野でフロリデーションの問題に関心を寄せるよう喚起して，閉会となりました．

4) 山科地区水道水フロリデーション中止の理由

1965年に山科フロリデーションは幕を閉じました．その理由として，本事業は10～15年の期限付き委託研究であり，フロリデーション後に出生した小児集団を少なくとも12年間追跡したので，所期の研究計画の目的を遂行したことがあげられます．また，当該地域の人口増加のために山科地区浄水場が拡張工事となったことも指摘されています．

山科フロリデーションのリーダーである美濃口教授は後に「山科水道水弗素化始終経緯」[4]で，フロリデーションの有効性と安全性，あるいは住民の反対運動のために中止したのではなく，計画通りに終了したものであると述懐されています．

また，美濃口教授は1964年の京大口科紀要の論文の末尾に，「フロリデーションによってむし歯予防は可能であり，他に悪影響を及ぼすことのないことも確認できたので，わが国でもさらに広範の地区にフロリデーションによるむし歯予防の実施を開始すべきであると信じ，この推進を各方面に進言する」と結んでいます．このように京都大学の研究グループがフロリデーションによるむし歯予防効果を確かめられたにもかかわらず，これとは異なる結果を公表した1962年の口腔衛生学会上水道弗素化調査委員会が出した調査報告があります．その詳細に関しては次項5）で述べます．これはその後日本で水道水フロリデーションが進まなかった原因の1つと考えられます．

5) 口腔衛生学会上水道弗素化調査委員会報告

京都大学による水道水フロリデーションの試験的導入に対して1959年に日本歯科医師会長が口腔衛生学会に対して，「齲蝕抑制施策として上水道弗素化の有用性について，基本的にどのように考えるべきかについて」諮問しました．これに基づいて調査委員会は現地調査を行い，報告書を出しました（**図60**）[5]．本委員会が1962年に発表した調査報告の結論は以下の通りです．

「・・・上水道弗素化は学童生徒の永久歯齲蝕罹患，ことに第一大臼歯のそれをやや低下せしめたようであるが，白濁様歯牙の発現をやや増加せしめたようである」

しかしながら，この結論には，むし歯の診断に関わる方法と基準に考慮すべき問題点が潜んでいます．調査委員会の基準は，むし歯の検出に用いる探針の先端を研いで，より多くの初期段階のむし歯を検出したと思われます．当時としては，最大限に客観性の高いむし歯の検出方法を用いたものと考えられます．ところが，国際的には肉眼的にう窩形成が確認できる症例を臨床う蝕と判定し，むし歯数にカウントしています．また，1970年代以降に確認された知見があります．水道水フロリデーションによるむし歯予防効果については初期段階の

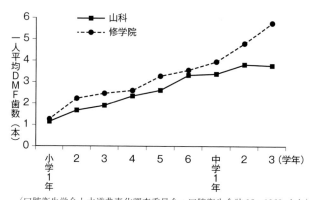
(口腔衛生学会上水道弗素化調査委員会：口腔衛生会誌 12：1962.より)
図 60 山科地区と対照の修学院地区の学年別一人平均 DMF 歯数

　むし歯，エナメル質の脱灰病変からう窩形成に進行することを防止する効果が大きいことが明らかにされています（p.31，32 参照）．したがって，調査委員会で採用したむし歯の検出方法では，結果的にフロリデーションの効果が認められる初期の段階の前臨床的なむし歯病変を，むし歯としてより多く検出してしまったことが推測されます．そのために，京都大学調査と口腔衛生学会調査委員会の両者間にむし歯の検出量に差が生じたのではないかと思われます．また，白濁様歯とひとまとめにされており，フッ化物による特徴的な「斑状歯」分類がなされていません．さらに，山科フロリデーションでは，至適濃度である 0.8 ppmF よりも低い 0.6 ppmF で行われたことも影響しているのではないかと考えられています．前述の山科フロリデーションの成績をみれば明らかなように，京都大学が発表したフロリデーション 12 年後のう蝕予防効果は 30〜50％でフロリデーションによるむし歯抑制率の一般的数値の範囲に入るものでした（**図 61**）．

　この事情を美濃口教授は，後に口腔衛生学会誌の巻頭言で次のように記しています[4]．「……昭和 35 年 4 月，口腔衛生学会にフロリデーションに批判的な教授も加えて上水道弗素化調査委員会が組織され，現地調査委員を指命，36 年 2 月山科，対照修学院の学童検診が行われた．学童の飲水歴，其の他の必要資料の提供，日程調整等は京大側で行った．唯調査項目，方法が京大の毎年行うものと全く同じで，学問的に新しい企画項目は加えられて居ない所に京大の研究への，検察と迄行かないにしても監察的調査と受け取られた．併し格別の問題提起を大学側から行う事なく好意的協力の下に終ったのであるが，既に此時に日本での弗素化の暗い前途の胚胎が開始された……」日本初の山科フロリデーションの成果に対する異なる報告が，その後のわが国の水道水フロリデーションの実施拡大に暗い影を落としたといっても過言ではないでしょう．

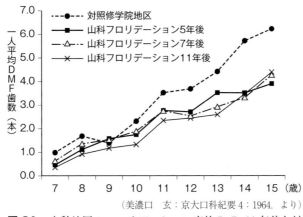

（美濃口　玄：京大口科紀要4：1964.より）

図61　山科地区のフロリデーション実施5, 7, 11年後と対照地区の年齢別一人平均DMF歯数

2　沖縄本島

　米軍統治下の沖縄本島では，1957年から1973年水道水フロリデーションが行われました．1957年12月にコザ（現沖縄市），天願，知念の各浄水場で始まり，翌年に與座浄水場で，1967年に石川，登川，泊の各浄水場で開始されました．実施最長期間はコザ浄水場で15年1カ月でした．米軍管理下の6浄水場（泊浄水場を除く）のフッ化物濃度は，0.7〜1.0 ppmに調整されていました．

　那覇市が管理した泊浄水場でのフッ化物濃度は0.3〜0.6 ppmでした．1972年5月15日の沖縄の本土復帰後に，水道水フロリデーションは順次中止となりました．この間，本土復帰前の1971年には19市町村の約60万人（県民の約60％）がフロリデーション水を飲用していたことになります．

1）沖縄フロリデーションのむし歯予防効果

（1）1977年の厚生省研究班調査

　上田喜一昭和大学教授を主任研究者とする疫学調査が，フロリデーション地区としてコザ市の小中学生を対象に行われました．対照地区は知念村と玉城村の小中学生です．両者の1人あたりの永久歯むし歯数を示します（**図62**）[6]．コザ市の中学2年生（13歳児）のむし歯数が3.69に対して，非フロリデーション地区の同年齢での値は7.68でした．後者は1975年の歯科疾患実態調査報告の数値とほぼ同数値でした．この調査における歯のフッ素症発現頻度については，コザ市の小児に非常に軽度と軽度の歯のフッ素症を認めましたが，CFI（地域歯のフッ素症指数，境界域：0.4〜0.6）は0.19であり，公衆衛生上問題はない地区と判定されました．

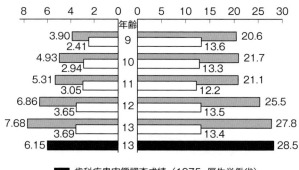

(上田喜一：厚生科学研究総第208号：1978. より)

図62 沖縄水道水フロリデーションの14年後の成果 (1963-1972)

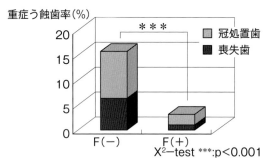

(Kobayashi S, et al : Oral Epidemiol 20 : 1992. より)

図63 フロリデーション水飲用の有無による第一大臼歯重症う蝕歯率

(2) 1985年度の成人対象の歯科的調査

沖縄県コザ看護学校学生の18〜22歳（平均年齢21歳）の女性274名を対象に飲水歴, むし歯, エナメル斑の各項目の調査が行われました. フロリデーション経験者の重症むし歯と喪失歯も有意に少ない結果が得られました（図63）[7].

一方, エナメル斑については, すべてが軽微なもので, その発現者率は全体で7.8%であったと報告されています[8].

2) 沖縄フロリデーション中止の理由

第31回むし歯予防全国大会のシンポジストの一人であった新里真美子先生（当時, 八重山保健所）は「沖縄フロリデーション50年の検証」の中で, 沖縄フロリデーション中止の理由として次の5項目をあげています[9].

(1) 水質基準の制約. 本土復帰後に, 日本の水道法の規制を受けることとなった.

(2) 本土復帰時点で，本土ではフロリデーションが実施されていなかった．
(3) フロリデーションの有効性と費用対効果に関する理解が不十分であった．
(4) 予算上の問題があった．
(5) 行政当局によるフロリデーション継続のための組織的な検討が行われ得なかった．

沖縄の本土復帰の時勢の中で，公衆衛生的むし歯予防手段である水道水フロリデーションも本土復帰の渦の中に飲み込まれていったのです．

3 三重県朝日町

朝日町は人口約7千人で，三重県の北東部の桑名市と四日市市の間に位置しています．行政の努力と三重県歯科医師会の支援を得て，1967年11月から水道配水の第二地区の住民約2,500人にフロリデーション水が給水されました[10]．

フッ化ナトリウムを用いて，フッ化物濃度は0.6 ppmに調整されました．1971年9月までの3年9カ月の実施期間でした．そのため，重症むし歯の減少傾向を認めましたが，有意なむし歯の抑制効果は観察されていません．白斑については調査されていません．

朝日町フロリデーションは，井戸の揚水量の減少による理由で，水源の変更を余儀なくされ，中止となりました．

4 天然フッ化物至適濃度地区

1920年代後半以降，わが国における斑状歯（歯のフッ素症）の疫学研究が行われてきました．その後，1970年代以降に，北津軽地方や北関東地域で疫学調査が行われました．図64,65に東北，関東，甲信越の5県での調査結果を示します[11,12]．

飲料水中フッ化物濃度と永久歯・乳歯のむし歯の関係を示したものです．これらの図から永久歯・乳歯のむし歯ともに飲料水中フッ化物濃度に依存して減少傾向にあり，負の相関関係を示しています．

いずれの調査においても歯のフッ素症の程度は疑問型，非常に軽度，軽度であり，中等度と重度に分類される歯のフッ素症は認められていません．飯島らが調査した北津軽地方の飲料水中フッ化物濃度1.72 ppm以上の地区は歯のフッ素症のわずかな流行地域と判定されています[13]．

なお，地域における歯のフッ素症の流行の程度を示す指標としてCFIについてはp.49を参照して下さい．

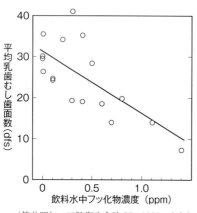

（筒井昭仁：口腔衛生会誌 36：1986. より）

図64 飲料水中フッ化物濃度と5歳児の乳歯むし歯との関係

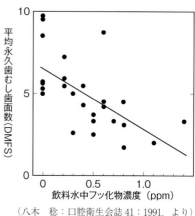

（八木 稔：口腔衛生会誌 41：1991. より）

図65 飲料水中フッ化物濃度と小学6年生の永久歯むし歯との関係

5　日本の中の米国―米軍基地フロリデーション―

　わが国にある米軍基地（p.145参照）では，米国本土と同様に水道水フロリデーションが行われています．基地で働く日本人も勤務時間内はフロリデーションされた環境で生活しています．

　2001年9.11テロ以降に厳戒態勢がとられたため，2004年9月にやっと青森県三沢基地を訪問することができました．地元の黒田雅行先生のご尽力で実現しました（図66）．立派な歯科病院の見学と兵士の口腔状況段階別の管理方式の説明を受けた後に，基地内のフロリデーション施設に案内されました．基地内には4つの浄水場があり，そのうちの3つの浄水施設でフロリデーションされていました．作業には日本人が従事しており，フッ化物濃度0.9 ppm前後で調整されていました．フロリデーション施設も基地内にあって然るべき施設の1つにすぎないとの印象を受けました．

　第7章のオーストラリアの項で取り上げた「謎を解け！まさかのミステリー」の回答の具体例として米軍横田基地でのフロリデーションを紹介する場面が映し出されました．横田基地内で働く人と住民の合計約11,000人がフロリデーション水を飲んでおり，米国本土と同様にむし歯予防に役立っているという担当者の映像が流れました．日本人労働者にも有益なのです．

　2012年5月に神奈川歯科大学で開催された第61回日本口腔衛生学会のシンポジウムでは，横須賀基地のフロリデーションも紹介されました．基地公益事業部の日本人が当地のフロリデーションの運転・保守管理を担当しており，シンポジストとして発表しました．1970年よりフロリデーションが開始され，横須賀基地内の2カ所と池子居住区の1カ所のフロリデー

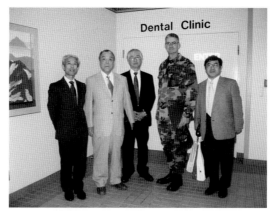

図66 三沢基地内の歯科病院見学
（右から黒田雅仁先生，ドエル歯科院長，山内皓央
NPO日F副会長，黒田雅行先生，田浦）

ション装置ではいずれもフッ化ナトリウム飽和溶液による流量比例制御方式により，0.7〜0.8 ppmでフッ化物濃度調整が行われていると述べました．そして，口腔衛生学会が提言するフロリデーション実現への一助になれば幸いであると結びました．

厚木，嘉手納基地でも同様にフロリデーションが行われています．そして，基地内日本人従業員にとってもフロリデーションは歯の健康づくりに役立ち，彼らの生活の一部なのです．

6　わが国のフロリデーションの実現に向けて取り組んだ人びと

1）霞ヶ関夜話—水道水弗素化予算は夜つくられる—

歯科衛生課のフロリデーション概算要求書つくりと，予算請求の一部始終を同課厚生事務官の横山　茂氏は「1950年の8月末から9月にかけての霞ヶ關界隈の官庁街は，どのビルからもひと晩中，窓という窓からあかるい灯が煌々とかがやいていた」の出だしで雑誌に書いています[14]．

「歯科衛生行政に必要な経費」として「水道水弗素化に必要な経費」は，この2年も陽の目を見なかったようです．米国で実施しているかも知れないが，水道水にフッ素を入れてむし歯を予防するなど，日本では時期尚早であるという理由でした．「結核患者，身体障がい者，これに，生活困窮者などの身になってみれば，歯が少しぐらい痛くたってたいしたことはない」というのが財務担当者の意見でした．このような「社会通念」に対して孤軍奮闘したのが歯科衛生課長です．彼は連日の徹夜にもめげず意気軒昂たるもので，水道課長とも連携を取りながら，「水道水弗素化に必要な経費」の復活予算折衝に臨みました．

やっと「水道水弗素化に必要な経費」は第二次復活要求で，当初要求額の3分の1という

ことで落ちつきました．

予算折衝はたいてい夜に行われることから，表題が付けられたようです．そして，横山氏は「ムシ歯は，夜，寝ているあいだにふえるという．が，ムシ歯をへらすための歴史は夜つくられてゆく．多くの歯科医師がやすらかな夢路をたどっているあいだ─」と結んでいます．

今から半世紀以上も前に，国民のむし歯の減少策としてフロリデーション予算獲得に鋭意奮闘した歯科衛生課長の行動力に敬意を表したいと思います．

2）1960～70年代のフロリデーションの取り組み

1960年代に，山科フロリデーションに呼応して，滋賀県大津市，埼玉県，神奈川県などで水道水フロリデーションの企画が行われました．

1970年代前半の新潟県牧村では，子供の歯を守る会（岡田信雄会長）が中心にフロリデーション運動を展開して，村議会でフロリデーション推進決議が可決された経緯があります．残念ながらフロリデーションの導入には至りませんでした．

3）日本口腔衛生学会のフッ化物研究に関する専門委員会

日本口腔衛生学会のフッ化物研究に関する専門委員会をリードした飯塚喜一，堀井欣一，可児瑞夫，高江洲義矩，境　脩委員長らは学術的な側面から水道水フロリデーションの必要性を説きました．その後も当委員会の歴代の委員長はフロリデーションへの道を切り開くために努力を継承しています．

4）厚生省の良識人

1990年の「厚生福祉」に元厚生省健康政策局長の竹中浩治氏は「虫歯と水道水フッ素化」の中で，「わが国歯科保健関係者は，世界のレベルに遅れないために，水道水フッ素化の効果と安全性について，国民意識を改革するよう最善の努力をすることを期待する」と述べています[15]．

国の機関の担当者や保健関係者が国民の健康づくりの方策として，水道水フロリデーションを政策の中に活かすことが大事です．

5）厚生労働科学研究班「フッ化物の応用総合的研究」

平成12年に組織された本研究の高江洲義矩主任研究者（東京歯科大学教授）は，フッ化物応用の総合的な研究の過程で，具体的なフロリデーションの地域実践を沖縄県具志川村とともに展開しました（p.117参照）．

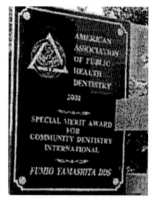

図67 AAPHDより山下文夫先生に授与された「国際地域歯科保健・特別功労賞」

6）地域のボランティア活動

　水道水フロリデーション運動に情熱を燃やした山下文夫先生（宮崎県・開業歯科医師）は，2000年7月に急逝しました．彼のボランティア精神と活動は，韓国，中国，米国などから国際的な評価を受けました[16,17]．

　彼の公衆衛生を基盤とする献身的なむし歯予防運動に対して，米国公衆歯科衛生学会（AAPHD）は国際地域歯科保健・特別功労賞を授与しました（図67）．地元地域でのフッ化物の普及啓発活動にとどまらず，国への働きかけと，国際交流に多大な貢献をしました．彼の座右の名は「やる気」であり，「生きる」でした．わが国の水道水フロリデーションの再開を見ることなく旅立ちましたが，フロリデーション実現への強い意志と情熱は後輩たちに引き継がれることと思います．

7）健康こそ村の大きな財産である

　2000年に沖縄県具志川村で開業する玉城民雄先生の発案で具志川フロリデーションの取り組みは始まりました．内間清六村長は水道水フロリデーション導入へ向けて県歯科医師会と県行政に協力を依頼しました．厚生労働省，日本歯科医師会のフロリデーション支持表明もあり，住民に対する説明会の実施や啓発資料としての「健康はみんなの願いです．生涯を通した歯の健康づくりのためにみんなの力で水道水フッ素調整プログラムを実現しましょう」（具志川村健康づくり推進協議会）などのリーフレットやチラシを配布して，水道水フッ化物濃度調整についての理解を深めてもらうなど，住民の合意形成への取り組みが行われました．

　しかしながら，2002年の仲里村との合併で誕生した久米島町の町長選挙で内間清六氏が13票差で敗れました．その後に，久米島町長に就任した高里久三氏は「水道水フッ素添加」を断念すると発表しました．

　玉城先生と内間氏は，21世紀のすべての住民の健康づくりを達成するために世界水準の視

点で取り組みました．残念ながら，平成の市町村合併という行政改革の余波を受けて，具志川フロリデーションは実現までに至りませんでした．

2007年11月の第31回むし歯予防全国大会 in 沖縄のシンポジストとして登壇した玉城先生は「我が国ではフロリデーションは実施されるか」という表題で発表しました．彼は，これまでのわが国の歯科医療の実態を「繰り返し医療」と評して，その不幸から国民を救い出せるのは，フロリデーションの導入しかないと締めくくりました．彼らがまいた種はいつの日か新たな芽を吹き，きっと花が咲くに違いありません[18〜20]．

8）2002年以降の水道水フロリデーションの取り組み

2002年の栃木県西方町議会において水道水フロリデーションが審議され，フロリデーション推進決議が可決された経緯があります．また，群馬県下仁田町と埼玉県吉川市では現在水道水フロリデーションの実現に向けての取り組みが進行中です[21,22]．

今後，地域の口腔衛生の向上のため，水道水フロリデーション施策を選択する地方公共団体が多く出現することを期待したいと思います．

文 献

1) 美濃口 玄：山科地区上水道弗素化11カ年の成績ならびに上水道弗素化をめぐる諸問題．京大口科紀要 4：55-124，1964.
2) 美濃口 玄ほか：山科地区弗化物添加12カ年の成績 う蝕予防のための上水道への弗化物添加について 第14回口腔衛生学会パネルデスカッション（1965年10月20日実施の記録）．京大口科紀要 6：3-22，1966.
3) 小野尊睦：山科地区弗化物添加12カ年の成績 う蝕予防のための上水道への弗化物添加について 第14回口腔衛生学会パネルデスカッション（1965年10月20日実施の記録），京大口科紀要 6：3-10，1966.
4) 美濃口 玄：山科上水道弗素化始終経緯，口腔衛生誌，巻頭言．口腔衛生会誌 30（1）：1，1980.
5) 口腔衛生学会上水道弗素化調査委員会：上水道弗素化の齲蝕予防に関する調査報告．口腔衛生会誌 12：27-41，1962.
6) 上田喜一：研究報告書飲料水中フッ素の許容量に関する研究，厚生科学研究総第208号：1-12，1978.
7) Kobayashi S, Kawasaki K, Takagi O, Nakamura M, Fujü N, Shinzato M, Maki Y, Takaesu Y：Caries experience in subjects 18-22 years of age after years'discontinued water fluoridation in Okinawa, Community Dent, Oral Epidemiol 20：81-83, 1992.
8) 眞木吉信，高江洲義矩，小林清吾ほか：沖縄県における水道水フッ素化中断13年後の歯科的影響（3）—Enamel Mottling—．口腔衛生会誌 36：412-413，1986.
9) 新里真美子：沖縄県におけるフロリデーション，第31回むし歯予防全国大会抄録集，沖縄県沖縄市，2006，p.15-19.
10) 加藤久二，中垣晴男，石井拓男，榊原悠紀田郎：三重県朝日町における上水道フッ化3年9ケ月のう蝕抑制効果について，口腔衛生会誌 25：13-28，1975.
11) 筒井昭仁：飲料水フッ素濃度と乳歯齲蝕罹患状況の関係に関する研究，口腔衛生会誌 36：189-214，1986.

12) 八木　稔：飲料水中フッ素濃度と永久歯齲蝕罹患状況．口腔衛生会誌 41：323-343，1991．
13) 飯島洋一ほか：天然フッ素地区・北津軽における飲料水中 F 濃度別の歯牙フッ素症発現に関する疫学的研究．口腔衛生会誌 37：688-696，1987．
14) 横山　茂：霞ヶ関夜話—水道水弗素化予算は夜つくられる—．日本歯科評論 98：42-43，1950．
15) 日本むし歯予防フッ素推進会議：健康はみんなの願いです，26　厚生省にも良識人がいた，2000，p.44．
16) 山下文夫ほか：むし歯とキッパリ別れる本—フッ素に関する誤解・曲解・正解—，早稲田出版，東京，1999．
17) 山下文夫ほか：虫歯の敵は幾万ありとても，健友館，東京，2000．
18) 内間清六：高江洲義矩，境　脩監修：フロリデーション問答集—久米島問答集—．（社）沖縄県歯科医師会，沖縄県具志川村，2002．
19) 沖縄県・具志川村・（社）沖縄県歯科医師会：水道水フッ化物応用シンポジウム—健康長寿を目指して—（報告集），（社）沖縄県歯科医師会，2002．
20) 玉城民雄：我が国ではフロリデーションは実施されるか，第 31 回むし歯予防全国大会抄録集，沖縄県沖縄市，2006，p.20-22．
21) 榊原悠紀田郎：上水道弗素化の軌跡，日本歯科評論 661：171-178，1997．
22) 花田信弘ほか編：新しい時代のフッ化物応用と健康—8020 達成をめざして—，医歯薬出版，東京，2002，p.223-230．

「日本で水道水フロリデーションはどうすれば実現できますか？」

　水道水フロリデーションの必要性を理解し，倫理観に燃えた歯科学生や歯科衛生士などから，「どうすれば日本でフロリデーションできますか？」「せめて道筋だけでも示せないのですか？」と問われることがよくあります．私たちが日本における水道水フロリデーションの実施を目指して50年が経ちましたが，今なお濃度調整が導入された浄水場は1カ所も存在していません．一方その間には，他に例を見ないほどの研究により水道水フロリデーションはその安全性と効果が科学的に証明され，また米国をはじめ多くの国々での長年にわたる実績にも後押しされ，世界中で確実に普及拡大しています．わが国の水道工学技術や経済力などを考慮すれば，実現のために必要な条件面で，他の先進国より劣っていることがないのは明らかです．

　日本歯科医師会・地区歯科医師会や専門学会による情報発信や働きかけ，首長の信念をもったリード，住民の学習活動，厚生労働省内における専門委員会の設置と市町村からの要請に応える技術的支援などが必要です．これらが全体的に組み合わさって，必要な場面や適切な時期に役割を発揮すればゴールは見えてきます．そしてどこか1カ所の浄水場で実現できれば，他の地域へと繋がり，やがてフロリデーション普及のための法的な整備や予算支援の制度が整備されてくるでしょう．

　私たちはこれまでの活動を通して，隣の韓国やオーストラリア，米国などの専門家たちから幾度となく，実現に必要な条件，環境についての助言，提言を頂きました．彼らは「飛行機が無事に空を飛ぶためには，安全性能の高い機械，広い飛行場の整備，熟練したパイロットや整備士の活躍，安全フライトの規則整備と管制塔からの的確な指示，それらが全体的に必要でしょう．これは水道水フロリデーションにおいても同様です」といいます．しかしそれらの条件が整っていない現在の日本で，はじめから先進国のような条件整備を前提とし，完備を待つことで時間を浪費することは現実的でないと思われます．条件が整っていないから何もできないと匙を投げる前に，水道水フロリデーションの必要性に気づいた専門家たちが力を合わせることで，何か大きな転機が訪れると信じています．

　高村光太郎は「僕の前に道はない．僕の後ろに道はできる」と書いています．水道水フロリデーションの導入を"目標"とし，その実現に向かう"道程"を描いてみたとします．その目標実現のために必要となる，さらに具体的な目標も明確にできるでしょう．地域行政による政策策定，県行政や国，学術団体の支援，そのうえでの住民の理解と受け入れ等が，具体的な目標して掲げられるでしょう．しかし具体的な目標を明確にできたとしても，それら一つひとつを実現する道筋は，実際に目標に向かって歩いている人たちにしかわからない感覚，苦労や努力が伴うでしょう．そして振り返ると歩いた分だけ少しずつきっと道ができてくるのだと思います．目標を明確にできたら何かできることから始める，知恵を出し合い，希望をもって歩き出すべきと考えます．

　これから歯科界の発展を担う若い皆さんと共有したい，勇気の言葉を思い出しております．

　"Whatever you do or dream, you can begin it. Boldness has genius, power, and magic in it. Begin it NOW."（by Goethe）

（小林清吾）

第9章 水道水フロリデーションの歴史

1　事の始まりは奇妙な歯への関心

　20世紀の初頭，後に人びとに多大な恩恵をもたらすことになる水道水フロリデーションの研究は始まりました．そのきっかけは，見ばえのよくない歯の原因を探る過程でこの歯のむし歯抵抗性が明らかになったことでした．

1）コロラド褐色斑

　フレデリック・マッケイ（Frederick Mckay）（図68）は1900年に米国東部のペンシルベニア歯科大学を卒業して，翌年に西部のコロラド州コロラドスプリングスで歯科医院を開業しました．彼は多くの患者さんの永久歯に白斑や褐色斑のあることに興味をもちました．これが「コロラド褐色斑」です．現在では「重度の歯のフッ素症」と称されています．新米のマッケイにとっては，見知らぬ地での未知なる歯の所見でした．

　ところが彼は，このような審美的な問題を意に介しない歯科医師の無神経さに困り果てていました．そこで，1908年にマッケイとエルパソ郡歯科医師会のメンバーは，コロラド州歯科医学会で，コロラドスプリングス近郊で生まれた子どもの歯に生じた特徴的な褐色斑を例示して関心を促したのです．

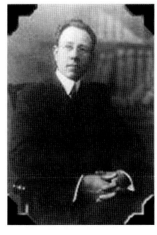

図68　フレデリック・マッケイ
（コロラドスプリングス開拓者博物館収蔵）

同年12月にマッケイらはコロラド褐色斑調査委員会を組織し，翌年春，地域公立学校，2,945名の子どもの歯を検査して，87.5％もの子どもに何らかの着色や斑点の症状を認めました．当時，褐色斑の原因には諸説ありました．栄養不良説，豚肉の過量摂取や牛乳の多飲説，ラジウム曝露説，小児関連疾患による着色など．とりわけ，地域飲料水中のカルシウムの欠乏説が有力でした[1,2]．

2）ブラック博士の協力

これと相前後してマッケイは，シカゴにあるノースウエスタン大学歯学部長で米国歯科界の重鎮であったグリーン・バーディマン・ブラック（Greene Vardiman Black）博士（図69）にこの症状の研究に参加するように要請しました．1909年に，ブラック博士はコロラドスプリングスを訪れ，褐色斑のある歯を見てショックを受けました．後に，彼は以下のように記しています．

「この褐色斑のある異常歯の一般的な特性を調べるために，私はゆっくりと町中を散策して遊びに興じている子どもに話しかけました．すると，すべての子どもの口もとに私のようなよそ者にも一見してそれとわかる異常歯が認められました．この異常歯は幼児期に止まらないだろう．もし，生涯にわたって異常歯のままであるとすれば，見捨てておけない問題です」

ブラック博士が褐色斑に関心を寄せたので，歯科専門家の関心が高まり，この問題を科学的に重要な水準にまで高めることになりました．ブラック博士とマッケイは，1916年のデンタルコスモス誌上にエナメル斑（斑状歯，mottled enamel）と名づけて論文を発表しました[3]．

今日では，この症状を「歯のフッ素症」といいます．歯のフッ素症の分類に照らすと，当地の人びとに認められた褐色斑の症例は，重度の歯のフッ素症と考えられます．

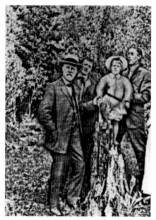

図69　グリーン・バーディマン・ブラック（左端）の写真

3）コロラド褐色斑とむし歯抵抗性に共通した原因

マッケイとブラック博士は，この奇妙な「コロラド褐色斑」に関して歯の発育途上の形成不全で発現すると考えました．さらに重要な発見がありました．「コロラド褐色斑」の歯には，むし歯抵抗性があることでした．

さて，1920年代に，マッケイらは飲料水中の何らかの物質の存否がエナメル斑を引き起こすのではないかと考えました．この仮説はアイダホ州オークレイ市で実証されました．1923年にマッケイは当地で子どもに顕著な褐色歯のある家族に出会いました．親の話では，「オークレイから5マイル離れた温泉から水道管を引いて間もなく，自分の子どもに褐色の歯がはえた」とのこと．また，オークレイ市では水道水使用市民にはエナメル質に褐色斑が認められましたが，郊外の井戸使用の住民には褐色斑が出現していませんでした．そのためマッケイは，オークレイ市に水道の水源を郊外の泉水に変えるよう進言しました．

1925年にマッケイの提案を受けて市当局は市水道の水源を泉水に変更したところ，オークレイ市民に斑状歯の発現が認められなくなりました．この時点で，飲料水中の何らかの物質が斑状歯を引き起こすことが明らかになりましたが，原因物質は特定されませんでした[4〜6]．

翌年にマッケイは，「コロラド州，ニューメキシコ州，アリゾナ州，カリフォルニア州，アイダホ州，サウスダコタ州，テキサス州，バージニア州にはエナメル斑が認められる」と公衆衛生長官宛に手紙を書いています．

2　謎は水の中に潜む—斑状歯のある人にはむし歯が少ないわけ—

1930年代初めになると，斑状歯の原因物質が飲料水中のフッ化物であることが特定されました．

1）飲料水中の未知なる物質は何か

1930年，アーカンソー州ボーキサイトでは，アルミニウム会社の主任化学者チャーチル（Churchill）のグループが，深井戸水の水質分析をしていました．彼は，アルミニウム鉱山のある地域の深井戸水を飲んでいる住民にエナメル斑が多いというマッケイの論文を読んで，アルミニウムが斑状歯の発生に関与しているかどうかを明らかにしようとしていたのです．

2）高濃度のフッ化物の検出

チャーチルが，微量元素も計測できる新たな精度の高い分光写真法・滴定法を用いて分析を行ったところ，サンプルの水には高濃度のフッ化物が含まれているという結果でした．しかし彼は「水の中のフッ化物なんて今まで聞いたことがない．サンプルの汚染だろう」と，別のサンプルで測定をしましたが，再測定でも同一の結果でした．飲料水中に天然由来の

13.7 ppm という高濃度のフッ化物を検出したのです[7,8].

この結果をチャーチルからの手紙で知ったマッケイは，エナメル斑がよく見られる地域の飲み水のサンプルをチャーチルに送り，分析を依頼しました．するとエナメル斑の認められない地域の水に比べて，エナメル斑の出現する地域の水のすべてから高濃度のフッ化物が検出されました．こうして1931年になって初めて，「コロラド褐色斑」の原因がコロラドスプリングスの公共飲料水の中に含まれた高濃度のフッ化物であることが最終的に特定されたのです．

3 全米21都市の疫学調査と最適フッ化物濃度の発見

1931年，米国国立衛生研究所（NIH）に歯科衛生部門が設置され，トレンドリー・ディーン（Trendley Dean）（**図70**）が配属されました．彼と共同研究者たちはマッケイの研究を引き継ぎ，飲料水中に含まれるフッ化物濃度がどの程度であれば問題となる歯のフッ素症は発現しないのかを明らかにするため，大規模な疫学調査を行いました．

1）フッ化物濃度と歯のフッ素症とむし歯

1936年までにディーンらは，コロラド，イリノイ，インディアナ，オハイオ各州の21都市の飲料水中のフッ化物濃度を測定し，同時にその地の12～14歳児7,257名を対象に，むし歯経験歯数と歯のフッ素症の流行状況の調査も行いました[9～11].

その結果，フッ化物濃度が高い都市の子どものむし歯は少なく，両者の間に強い逆相関の

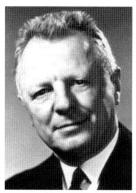

図70　トレンドリー・ディーン

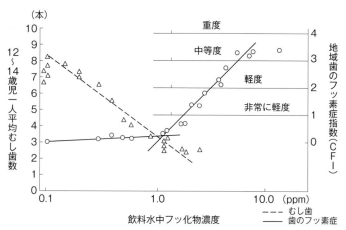

(Newbrun E：FLUORIDES AND DENTAL CARIES, CHARLES C THOMAS PUBLISHER, Illinois, 1986, p10. より)

図71　飲料水中フッ化物濃度とむし歯および地域歯のフッ素症指数との関係

あることに気付きました．そしてフッ化物濃度1ppmを超える地域では，小児のむし歯は横ばい状態となり，ちょうど1ppmのフッ化物濃度の地域では歯のフッ素症の発現は低く，しかも審美的に問題となる重度の歯のフッ素症を発現しないという決定的な事実を発見したのです（図71）[12]．右の縦軸は地域の平均として求めた歯のフッ素症の流行状況（p.46表6参照）を示しています．

飲料水中のフッ化物濃度，むし歯，歯のフッ素症の3者に以下のような関係が明らかになりました．
（1）飲料水中のフッ化物濃度と歯のフッ素症の流行状況は比例関係にある．
（2）飲料水中のフッ化物濃度とむし歯の有病状況は反比例関係にある．
（3）飲料水中1ppmのフッ化物濃度では，審美的に問題となる歯のフッ素症を発症することなく，むし歯は半分以下となる．

こうして，むし歯を防ぎながら歯のフッ素症も発現しない，飲料水の最適フッ化物濃度は1ppmであることが結論づけられたのです[13]．

2）歯のフッ素症の指数

ディーンは前述したフッ化物とむし歯の関係についての研究結果を，1938～1942年にかけて発表しました．同時に「地域歯のフッ素症指数」を考案しています[14,15]．このディーンの「地域歯のフッ素症指数」は，現在でもよく用いられています（歯のフッ素症の詳細に関してはp.45参照）．

4　世界初の水道水フロリデーション都市の誕生

ディーンは水道水中の適量のフッ化物がむし歯を予防するという発見を，新たな方向へと進めるべく思いを巡らしていました．彼は斑状歯がきわめてむし歯に抵抗性があるというマッケイとブラック研究論文を読み返す一方で，飲料水中のフッ化物濃度を調整し，全身的にも審美的にも安全なレベルでむし歯予防ができる方法を実践できないかと考えていました．

1944年にディーンの望みは叶えられました．同年に，ミシガン州グランドラピッズ市議会において，国の公衆衛生局の研究者，ミシガン州衛生局，その他の公衆衛生専門機関を交えた徹底的な議論の末に，翌年から市の公共水道水中のフッ化物濃度を調整することが可決されたのです．

1）グランドラピッズにおける世界初の水道水フロリデーション

グランドラピッズの水道水フロリデーションは，1945年1月25日午後4時に始動しました．水源であるミシガン湖のフッ化物濃度0.1ppmの水を，フッ化ナトリウムを用いて1ppm

に調整した水道水が市民に供給されたのです．世界初の水道水フロリデーション都市の誕生の瞬間でした．

当初，1945年1月1日からフロリデーションを実施する予定でしたが，機器の設備の遅れから，3週間あまり実施が延期されることになりました．この間に，フロリデーションが実施されたと早合点した市民から，「フロリデーション水を飲んだら体重が急増した」とか「フロリデーション水に入浴したら発疹が出た」という苦情が市当局に寄せられたそうです．誤った先入観による思い込みが，このような苦情を招いたと考えられます[16,17]．

2) グランドラピッズにおける水道水フロリデーションの成果

グランドラピッズ（GR）の水道水フロリデーションによるむし歯予防効果については，新たに設立された国立歯科衛生研究所の初代所長となったディーンが，引き続き研究を行っています．

(1) 永久歯のむし歯予防効果

図72は，GRでフロリデーション導入後に生まれ育った6〜16歳の子どもの，年齢別平均DMFT（治療済みも含めた一人平均永久歯むし歯数）を示しています．フロリデーション実施前と直後の1944〜45年の数値（◆），実施10年後（1954年）の数値（■：6〜11歳），15年後（1959年）の数値（△：12〜16歳）を示しています[18,19]．GRと比較のためイリノイ州オーロラの子どものむし歯数のデータ（米）も示しています．オーロラの子どものむし歯数は，いずれの年齢でも少ない値です．これは飲料水に1.2 ppmのフッ化物を含む，天然のフロリデーション地区であったことによります．GRの子どもの永久歯のむし歯は，水道水

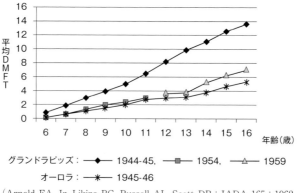

グランドラピッズ： ◆ 1944-45， ■ 1954， △ 1959
オーロラ： ✳ 1945-46

（Arnold FA, Jr, Likins RC, Russell AL, Scott DB：JADA 165：1962．
Arnold FA, Dean HT, Philip J, Knutson JW：Public Health Rep 71：1956．より作成）

図72 グランドラピッズの水道水フロリデーション前後とオーロラ（天然フロリデーション地区）における小児の永久歯のむし歯の推移

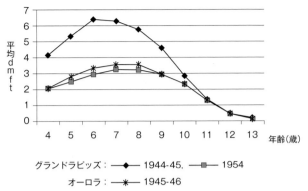

(Arnold FA, Dean HT, Philip J, Knutson JW：Public Health Rep 71：1956. より作成)

図73　水道水フロリデーションによる乳歯のむし歯数の推移
（GR群内比較，GRとオーロラの群間比較）

フロリデーション後に徐々に改善して，天然のフロリデーション地区であるオーロラ地区のむし歯数に近似するようになりました．

(2) 乳歯のむし歯予防効果

図73は，4～13歳，年齢別，平均dmft（治療済みも含めた一人平均乳歯むし歯数）です．GRの水道水フロリデーション導入前と直後の1944～1945年，導入10年後の1954年，ならびに天然のフロリデーション地区であるオーロラの1945～1946年の数値です[20]．GRの乳歯むし歯数は，フロリデーション導入10年後には大きく減少し，天然のフロリデーション地区であるオーロラの乳歯むし歯数と，ほぼ同じ水準になったことがわかります．GRの乳歯むし歯数を，フロリデーション前とフロリデーション実施10年後で比べると，5歳児が5.37から1.50に，6歳児では6.43から2.95に減少しました．5歳児で53%，6歳児で54%の減少率になります．GRでは，水道水フロリデーションを導入することによって，乳歯についてもむし歯を半減することができたのです．一方，全身的にも何ら健康面での問題は発生していません．

5　水道水フロリデーションの普及の時代へ

1) 米国でのフロリデーションの拡大

最初にフロリデーションを実施したGRに続き，米国では次の3つの都市でフロリデーションが開始されました．1945年5月にはニューヨーク州のニューバーグで，翌6月にはオンタリオ州ブラントフォードで，さらに1947年2月にはイリノイ州エヴァンストンでフロリデーションが実施されました[21,22]．

その後もインディアナポリスが1951年に開始，GRでのむし歯予防の成果が発表された1954年頃からは，さらに米国の大都市での導入が加速しました．フロリデーションは短期間に他地域とのむし歯経験歯数の差を縮小するための，実際的かつ安全な公衆衛生手段として確立したのです．

2）米国から世界各国への拡大

フロリデーションは，世界的にも先進諸国で導入されるようになり，1960年代には国際歯科連盟（FDI）や世界保健機関（WHO）が，「フロリデーションはむし歯予防における安全性と有効性に優れた公衆衛生手段である」として推奨し，実施を勧告しました[23,24]．

(1) 国際歯科連盟のフロリデーション推奨決議

FDIは1964年11月に，サンフランシスコで開催された第52回FDI年次総会で，むし歯予防の最も有効な公衆衛生施策として，フロリデーション推奨の決議を採択しました[23]．その後，FDIのフロリデーション推進声明は2000年と2008年に更新され，2014年9月にインドのニューデリーで開催された大会において最新版が採択されました（**資料1**参照）[24]．

(2) 世界保健機関のフロリデーション実施勧告決議

WHOも，1967年7月に米国ボストンで開催した第22回WHO総会で，フロリデーションの実施について審議を行いました．地域住民にフッ化物の効果をもたらすには，フロリデーションが最も有効なむし歯予防手段である，同時にフロリデーションによる全身の健康面の安全を宣言しました．そして，加盟各国に対して「水，その他の源泉からのフッ化物摂取量が公衆衛生上立証された最適水準に達していない場合には，フロリデーションを実施するよう勧告」を行いました[25]．次いで，1975年第28回総会と1978年同第31回総会においても同様の決議を採択しました（**資料2**参照）[26～28]．

また，1994年に発行された「フッ化物と口腔保健」（WHO専門委員会報告書）の第7章に水道水フロリデーションについて記載され，安全性，至適フッ化物濃度，技術面，むし歯と歯のフッ素症のモニタリングに言及して，実施可能なところではフロリデーションの導入と継続が望まれると結論づけました（**資料3**参照）[29]．

フロリデーションの歴史は，1人の好奇心あふれる専門家の集中力を要する臨床的な観察から生まれた疫学的事例です．その後に，フロリデーションは疫学的介入に繋がり，ついには安全かつ効果的な地域単位の公衆衛生手段となりました．今日でも，むし歯予防のための地域の基盤整備策として位置づけられており，将来的にも地域のすべての人びとの歯の健康づくりのために，フロリデーション導入の必要度は高まるものと考えられます．

21世紀にも引き続き，WHOはフロリデーションを支持して推進する声明を発表しています[30～37]．

―― 資料1：国際歯科連盟（FDI）のフロリデーション実施勧告決議 ――――――――

(1) 1964年11月に米国カルフォルニア州サンフランシスコで開催された第52回FDI年次総会で採択[23]

　むし歯は全世界の大多数の人びとがかかる病気であり，痛みを伴い全身の健康に悪影響を及ぼす．世界保健機関，各国政府および科学専門諸団体により招集された専門委員会によって，むし歯抑制手段としてのフロリデーションの安全性，有効性および実用性に関する科学的根拠が検討され，承認された．過去30年にわたる研究の結果，フロリデーションがむし歯の抑制に対して最も効果的かつ安価な方法であることが確認され，次のように決議された．「フロリデーションはむし歯の発生を安全かつ経済的に抑制する手段として，最も有効な公衆衛生的施策であることを全ての関係当局に推奨すべきである」

(2) 2014年9月にインド・ニューデリーで開催されたFDI大会において採択された最新のFDI声明[28]

　水道水フロリデーションは，フッ化物が不十分な水道水のフッ化物イオン濃度を口腔の健康のために推奨されるレベルになるよう調整することである．世界27カ国で，3億7千万人以上の人びとが水道水フロリデーションの恩恵を受けている．

　FDIは，水道水フロリデーションによる口腔保健推進の重要性を認め，以下の見解を表明する．

・70年以上にわたる調査と最近の系統的検証から，水道水フロリデーションは，小児や成人のう蝕を予防するための，効果的な公衆衛生手段であることがわかっている．
・水道水フロリデーションは，特にう蝕のリスクが中程度から高い傾向を示す地域集団に適している．
・水道水フロリデーションは，医療保険費用の節約につながり，う蝕有病率の地域格差を減らすことに寄与する．
・う蝕の予防に推奨されるフッ化物の濃度は，人間の全身の健康に悪影響を与えないことが，科学的研究とこれまでの論評から判明している．
・う蝕予防における水道水フロリデーションがもたらす公衆衛生上の利益は，非常に軽度および軽度の歯のフッ素症の可能性に比べてはるかに勝る．
・う蝕予防のために，フッ化物の推奨される濃度のレベルを設定するにあたって，公衆衛生機関は，う蝕と歯のフッ素症とのバランスを認識していなければならない．そのためには，公衆衛生機関はその地域における通常の最高気温，他のフッ化物供給源の有用性，そして地域の食習慣や文化的慣習において，個々の人間が幼児期から子ども時代を通してその供給源をどのように利用しているかを，考慮に入れなければならない．
・フッ化物の調整される水道施設は信頼でき，水道水フロリデーションをモニターするために必要な設備と高度な専門的技術を備えていなければならない．

・歯科医療従事者，医療従事者，保健分野の研究者および公衆衛生機関は，水道水フロリデーションの有効性と安全性，さらに，う蝕予防のためにフッ化物を供給する他の方法についても研究しなければならない．また，本情報は一般市民に対しても理解できる表現で公開されなければならない．

──資料2：世界保健機関（WHO）のフロリデーション審議結果と実施勧告決議──

　世界各国にむし歯は蔓延し，その発生率が上昇していることは事実である．一方，数ヵ国における研究で，飲料水中に適量のフッ化物が含まれる場合には，むし歯発生率が著しく低いと示されている．現在，フロリデーションを実施する国々の報告によれば，フッ化物濃度を適当なレベルに調節することは実行しやすく，安全で，効果的な公衆衛生手段である．

　歯科衛生的な観点から，地域住民にフッ化物の効果をもたらすには，フロリデーションが最も有効なむし歯予防手段である．しかも，フロリデーションに関する広範な科学的研究ならびに各国の保健専門機関の調査結果から，人間の健康に悪影響を及ぼすような証拠は全く認められていない．

　1969年に加盟各国に対して，以下のような「フロリデーション実施勧告」を出した．

　「水，その他の源泉からのフッ化物摂取量が公衆衛生上立証された最適水準に達していない場合には，水道供給事業者に対してフロリデーションを導入する可能性を検討して実行可能な場合にはフロリデーションを導入すること．フロリデーションが実行不可能な場合には歯科衛生のためにその他のフッ化物応用方法を検討することを加盟各国に勧告する」

──資料3：「フッ化物と口腔保健」（WHO専門委員会報告書：1994年）第7章，水道水フロリデーションについての記載──

・地域における水道水フロリデーションは安全かつ経済的であり，社会的に受け入れられ，実施可能なところでは導入と継続が望まれる．
・至適フッ化物濃度は0.5～1.0 ppmの範囲である．
・水道水フロリデーションのシステムの技術的な操作については，毎日の定期的な記録とモニターが必要とされる．
・むし歯と歯のフッ素症に関する定期的な調査の実施が望まれる．

文　献

1) Harold Löe：The story of Fluoridation. NIDCR at 40, NIH Publication No88, 1988.（日本語訳 小林清吾ほか：NIDR物語　水道水フッ素化物語．The Quintessence 9（12）：30-33，1990.）
http://www.nidr.nih.gov/oralhealth/topics/thestoryoffluoridation.htm（accessed November 1, 2012）
2) Newbrun E：FLUORIDES AND DENTAL CARIES, CHARLES C THOMAS PUBLISHER, Illinois,

1986, p.3, 4.

3) Black GV, McKay FS：Mottled teeth. An endemic developmental imperfection of the enamel of the teeth heretofore unknown in the literature of dentistry. Dental Cosmos 58：129, 1916.

4) McKay FS：Mottled enamel; a fundamental problem in dentistry. Dental Cosmos 67：847, 1925.

5) McKay FS：Mottled enamel; the prevention of its further production trough a change of the water supply at Oakley, Ida. J Am Dent Assoc 20（7）：1137-1149, 1933.

6) McClure FJ：Water fluoridation; the research and the victory Bethesda, Maryland; National Institute of Dental Research, 1970.

7) Churchill HV：The occurrence of fluorides in some waters of the United States. J Am Water Works Assoc 23（9）：1399-1407, 1931.

8) Peter Miers：Fluoride-History de；The Bauxite Story—A look at ALCOA in The History of Fluorine, Fluoride and Fluoridation. http://www.fluoride-history.de/index.htm. Sarbruecken. Germany（accessed November 1, 2012）

9) Dean H, Elvove E：Further studies on the minimal threshold of chronic endemic dental fluorosis. Public Health Rep 52：1249-1264, 1937.

10) Dean HT, Jay P, Arnold FA, Elvove E：Domestic water and dental caries Ⅱ. A study of 2,832 white children aged 12-14 years, of 8 suburban Chicago communities, including lactobacillus acidophilus studies of 1,761 children. Public Health Rep, 56：761-792, 1941.

11) Dean H, Arnold FJ, Elvove E：Domestic water and dental caries, V. Additional studies of the relation of fluoride domestic waters to dental caries experience in 4,425 white children, aged 12 to 14 years, of 13 cities in 4 States. Public Health Rep, 57：1155-1179, 1942.

12) Newbrun E：FLUORIDES AND DENTAL CARIES, CHARLES C THOMAS PUBLISHER, Illinois, 1986, p10.

13) Dean HT, Arnold FA, Jay P, Knutson JW：Studies on mass control of dental caries through fluoridation of the public water supply. Public Health Rep 65：1403-1408, 1950.

14) Dean HT：The investigation of physiological effects by the epidemiological method, In：Moulton FR, ed. Fluorine and dental health, American Association for the Advancement of Science, Publication No. 19. Washington DC. 23-31, 1942.

15) Dean HT：Classification of mottled enamel diagnosis. JADA 21：1421-1427, 1934.

16) Newbrun E：The fluoridation war：a scientific dispute or a religious argument?. J Public Health Dent, 56（5）（Spec Iss）：246-252, 1996.

17) 日本口腔衛生学会フッ化物応用研究委員会：フッ化物応用と健康—う蝕予防効果と安全性—，口腔保健協会，東京，1998, p.148-156.

18) Knutson JW：An evaluation of the Grand Rapids water fluoridation project, J Mich S Med Soc 53：1001-1006, 1954.

19) Arnold FA, Jr, Likins RC, Russell AL, Scott DB：Fifteenth year of the Grand Rapids fluoridation study. JADA 165：780-785, 1962.

20) Arnold FA, Dean HT, Philip J, Knutson JW：Effect of fluoridated public water supplies on dental caries prevalence, 10th year of the Grand Rapids-Muskegon study. Public Health Rep 71：652-658, 1956.

21) Ast DB, et al：Newburgh-Kingston caries-fluorine study：final report. JADA 52（3）：290-325, 1956.

22) Brown HK, Poplove M：The Brantford-Samia-Stratford fluoridation caries study：final survey. Med Serv J Can 21（7）：450-456, 1965.
23) FDI（国際歯科連盟）：FDI 第52回年次総会　上水道弗素化決議，1964.
24) FDI Promoting Oral Health through Water Fluoridation Science Committee：Promoting Oral Health through Water Fluoridation. Revised version adopted by the FDI General Assembly in September 2014, New Delhi, India http://www.fdiworlddental.org/sites/default/files/media/documents/4-fdi_ps-water_fluoridation_approved_gab_2014.pdf#search='FDI+2014+Statement+re+Water+Fluoridation.htm'（accessed August 18, 2017）
25) WHO：Fluoridation and dental health, World Health Organization（WHA22.30）：July 23, 1969.（日本語訳；日本歯科医師会訳：世界保健機関（WHO）第22回総会における上水道フッ素化の決議及びその審議記録（1969年7月23日），1970.）
26) 日本歯科医師会訳：WHO 第28回総会事務総長報告（1975年5月29日）フッ化物添加と歯科衛生，1975.
27) WHO：The W. H. O. endorses water fluoridation and other caries preventive measures. Community Dent Oral Epidemiol 3：149, 1975.
28) 日本歯科医師会訳：WHO 第31回総会　フッ化物とう蝕予防（1978年5月24日），1978.
29) World Health Organization：Fluorides and Oral Health. Technical Report Series, No. 846, Geneva, WHO, 1994.
30) Petersen PE：Effective use of fluorides for the prevention of dental caries in the 21st century：the WHO approach. Community Dent Oral Epidemiol 32：319-321, 2004.
31) Sheila Jones, Brian A. Burt, Poul Eric Petersen, Michael A Lennon：The effective use of fluorides in public health. Bulletin of World Health Organization 83：670-676, 2005.
32) Petersen PE：World Health Organization global policy for improvement of oral health-World Health Assembly 2007. International Dental Journal 58：115-121, 2008.
33) Petersen PE：Global policy for improvement of oral health in the 21st century-implications to oral health research of World Health Assembly 2007, World Health Organization, Community Dent Oral Epidemiol 37：1-8, 2009.
34) WHO：PREVENTING DISEASE THROUGH HEALTHY ENVIRONMRNT：INADEQUATE OR EXCESS FLUORIDE：A MAJOUR PUBLIC HEALTH CONCERN. 2010.
35) WHO：Oral Health；Risks to oral health and intervention. 2011.
36) Petersen PE：Effective Use of Fluorides in Public Health, The Workshop on "Effective Use of Fluoride in Asia". 2011. p.22-30.
37) Petersen PE, Hiroshi Ogawa：Prevention of dental caries through the use of fluoride-the WHO approach. Community Dental Health 33：66-68, 2016.

「食い下がる患者」

　ある日の午後，80歳を超えた患者が「前歯が痛い」と来院した．待合室には，多くの予約患者や他の急患が自分の名前が呼ばれるのを待ち構えている．待ち時間がかなり長くなると説明しても，その日の診察を強く希望した．

　口腔内を診ると8020（80歳で20本以上の歯を保つ）は楽々と達成されていたが，問題の歯は根元で破折している．予約患者の診療の遅れを気にしながら，治療方針を示し，むし歯予防や歯周病治療・管理の重要性について説明した．むし歯予防のフッ化物応用についても解りやすく解説し，新潟県や私が学校歯科医を努めている小学校でのフッ化物洗口の成功を示す新聞記事などの資料も手渡した．ここまでは，診療室のいつもの光景である．

　ところが，次に来院した時この患者の口から思いもしなかった言葉が飛び出し驚いた．「先生，フッ素のうがいが良いのはわかった．いろいろ資料を読んでみたけど，他の国でもやっている飲み水からフッ素を取る方法が楽で間違いがないと思う．この町の水道水のフッ素の濃度が低いなら，フッ素が入ったうがい液をどれ位まで薄めて，毎日飲めばいいのかな？」真面目な顔でそう聞いてきた．「あれはうがいのための液体です．濃度でいえば200〜300倍位に薄めればいいのですが，全てその水を使って生活するのは大変でしょう．薄めても味が残りませんか？　毎日確実にフッ素のうがいをしましょう」と私が勧めても，「やはり他の国みたいにやるのがいちばんだ」そういってしきりに水道水フロリデーションにこだわっている．

　あまりのこだわりに，「私の敷地の下を80ｍ掘った深井戸の水は天然のフロリデーション水の濃度です．時々なら差し上げることは可能ですが，毎日使う水をすべて私のところからというのも難しいでしょう」というと，半分納得したようなしていないような表情で診療室を後にした．

　しばらくするとまた受付のスタッフを相手に，「うがい液を薄めて飲料水などに使えないか」と質問する声が聞こえてくる．診療の手を止め，ペットボトルに入った天然のフロリデーション水を手渡すと大事そうに持ち帰って行った．

　いつも思うのだが，水道水フロリデーションについて正しい情報を得た人たちが，日本でも実施してほしいと口にする割合は決して少なくないように思う．この元気な高齢患者はその代表のような人だ．水道水フロリデーションの第一の大きなステップは，専門家たちがいかに情報を正しく伝えるかにかかっているような気がしてならない．

（浪越建男）

第10章
健康社会と水道水フロリデーション

1 新公衆衛生運動の展開とヘルスプロモーション

　20世紀の後半から，世界の健康政策の動向は，疾病の予防という考え方に加えて，すべての人びとの健康を増進する方策に目を向けるようになり，欧米社会を中心に新たな公衆衛生運動が展開されるようになりました（**図74**）[1]．ここで，注目される用語に「ヘルスプロモーション（health promotion）」があります．時代の変遷とともにこの用語の意味合いも大きく変わっていきました．

1）ヘルスプロモーションの語義内容の変遷

　まず，1958年にレーベル（Leavell）とクラーク（Clark）が名著『予防医学』の中で，予防の第一相の第一次予防として「特異的予防」と「ヘルスプロモーション」を位置づけました[2]．この「ヘルスプロモーション」という単語は一般に「健康増進」と訳され，個人における感染症予防としての一般的抵抗力の強化と解されました．

　その後1974年に，カナダのマルク・ラロンド（Marc Lalonde）保健大臣が『カナダ人の健康についての新たなる展望（A NEW PERSPECTIVE ON THE HEALTH OF CANADIANS）』と題するレポートを発表しました（**図75**）[3]．この『ラロンド・レポート』は，健康を決定しているのは生物学的要因だけではなく，健康に影響を及ぼす要因として，喫煙，飲酒，食事，運動に関わるライフスタイル，健康的な環境面の整備，そして予防的な保健医療へのアクセスに至る社会経済的な要因を提案しています．これまでの宿主と病因という病気の単一の決定要因から，長期にわたる多数の要因に基づく原因論に再構築するレポートとして評価されています．『ラロンド・レポート』を出発点に，欧米に新公衆衛生運動が拡がっていきました．

　1986年には，カナダのオタワでWHOによる第1回ヘルスプロモーション会議が開催され，すべての人びとに健康を達成するための活動に寄与するように『ヘルスプロモーションに関するオタワ憲章』が採択されました．ヘルスプロモーションとは，「人びとが自らの健康をコントロールし，改善することができるようにするプロセスである」と定義されています．また，WHOが憲章で定義する健康「身体的，精神的，社会的に完全に良好な状態」を達成するには，個人と集団が環境を改善して，日常生活の諸問題に対処することが必要とされま

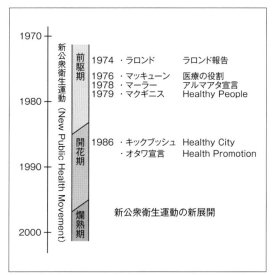

(健康日本21（総論）第2章 健康増進施策の世界的潮流. http://www1.mhlw.go.jp/topics/kenko21_11/s0.html より）

図74 新公衆衛生運動の歴史

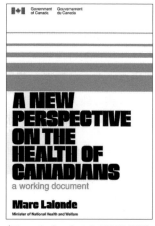

（Marc Lalonde：A NEW PERSPECTIVE ON THE HEALTH OF CANADIANS a working document. Government of Canada Ottawa, April 1974. より）

図75 『カナダ人の健康についての新たなる展望』の表紙

す[4]．これにより，ヘルスプロモーションは個人の生活習慣の改善だけでなく，環境の整備を併せた内容として改めて提唱されるようになりました．

2）ヘルスプロモーションとヘルス・フォー・オール（すべての人びとに健康を）

　カナダ厚生省はヘルスプロモーションの考えを健康サービスに導入し，公的費用ですべての市民が平等に医療サービスを受けるプログラムを作成して，すべての地域住民の健康のため，人びとを取り巻く生活環境，生活様式と医療組織といった下部構造（インフラ）を整備することが行われたのです．これが現在のカナダの医療サービスの基盤を作りました．

　ヘルスプロモーションの基本的な考え方として，個人的努力よりもむしろ地域社会の努力によって提供される方策が重視されます．例えば，図書館，レクリエーション施設，自転車走行と歩行道路の区分け，サイクリングロード，さらにはオープン空間の提供といった分野の整備にまで広がっていきました．一見すると，健康サービスとかけ離れているようにも思われますが，文化的な設備や生活環境の整備への投資は，長期的には地域のすべての人びとの健康に寄与するという，ヘルス・フォー・オールの考えに基づいています．

3）ヘルスプロモーションの考え方と歯の健康

　ヘルスプロモーションの典型的な図（p.147）のように路面の凹凸を整備して坂道の勾配を

緩やかにするために，21世紀のわが国の歯科界環境を改善する方策の実行が求められます[5]．個人の健康的な「ライフスタイルづくり」も必要な要素となります．歯磨きをする時に適量のフッ化物配合歯磨剤を使用して微量のフッ化物を口腔内に供給することや，適正な甘味品の摂取を心がけること等，個人や家族が健康的な生活習慣を身につけることです．これは個人と家族の能力と努力に左右されます．そして，個人と家族の努力にはそれぞれ限りがあります．交通安全のため個人が「前後左右に気をつける」努力をしていても，信号機の整備されていない横断歩道を横切るのには危険がつきまといます．

したがって，社会全体としての適切な仕組みを検討して，個別の問題を改善できるようにリスク軽減策を講じることが大切です．そして，健康社会をつくるには，地域社会の構成員が「皆の健康は皆で守る」という公衆衛生の基本的な考え方を理解して実行に移すことが望ましいのです．

健康な歯と歯周組織を保持するためには，歯科領域における環境づくりの代表的な方策として，「皆のむし歯予防のための水道水フロリデーション」が該当します．歯周病の予防と進行防止には，「歯周病の発症・増悪因子であるタバコ環境対策を実行して無煙環境づくり」があげられます．これら公衆衛生施策を実施すれば，むし歯と歯周病のリスクを低減することができるのです．これらは税金を使って道路を舗装したり，信号機を取り付けたりする基盤整備が交通事故のリスク軽減と防止に役立つことに相当します．公衆衛生的対応は国と地方公共団体の役割であり責務です．また，国と地方公共団体には，口と歯の健康づくりを進めるための関係者会議と委員会を設置して，住民の歯と口の健康を向上させる「政策づくり」が求められます．

2 水道水フロリデーションとヘルスプロモーション

フロリデーションは歯の健康づくりにおけるヘルスプロモーションの代表的事例です．ヘルスプロモーションの社会的支援活動の5つの分野に対応させてその内容と課題について説明します（図76）[6,7]．

1）公共政策づくり

政府は国民が健康を維持増進するための（公共政策づくり）責任があります．また，保健専門機関も健康政策づくりについて学術支援を行います．この分野の具体例としては，次のようなものがあります．1999年に日本歯科医学会医療問題検討委員会フッ化物検討部会は「フッ化物応用についての総合的な見解」に関する答申を日本歯科医学会会長宛に答申しました[8]．これには水道水フロリデーションをはじめとする公衆衛生的なフッ化物応用法の普及は，わが国において今後の地域口腔保健向上の重要な課題であると述べられています．翌

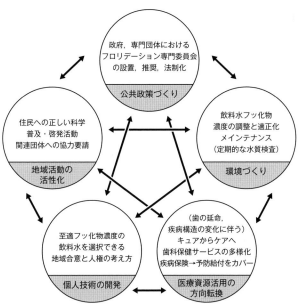

(境 脩ほか編：21世紀の健康づくりとむし歯予防　わかりやすいフッ素の応用とひろめかた．学建書院，東京，2005，p.64．より)
図76　フロリデーションに関するヘルスプロモーション

2000年に，厚生省は『水道水へのフッ化物添加について』の文書「自治体から水道水フロリデーションについて技術支援の要請があれば，歯科保健行政の一環として対応する」と通知しました[9]．同年，日本歯科医師会は厚生省の見解を支持し，水道水フロリデーションの有効性，安全性，至便性，経済性から公衆衛生的に優れた方法であると認識し，実施にあたっては地域の歯科医師会をはじめとする関連専門団体，地域住民の合意が前提であるとの見解を示しました[10]．さらに，2002年に日本口腔衛生学会は「今後のわが国における望ましいフッ化物応用への学術的支援」の声明文を出しました[11]．今後，これら政府と専門機関，団体から出された健康政策は，自治体レベルで作成する健康づくり計画に反映されるものと期待されます．

2) 環境づくり

　水道水フロリデーションの実施には，地域の上水道の整備は欠かせません．水道法で定められた水質基準をクリアし，安全で美味しい飲料水を提供することが求められます．その上で，フロリデーションの基準により，水道水中のフッ化物濃度を適正に調整管理します．定期的な水質検査を行い，確実なメインテナンスを行います．これらの過程が健康を支援する（環境づくりの）課題となります．

3）地域活動の活性化

　フロリデーションの取り組みの過程で，地域住民へのフロリデーションに関する正しい知識の普及・啓発活動も重要な要素となります．これが社会的支援活動の一分野である（地域活動の活性化）具体例です．「フロリデーションとは何か」「フッ化物とは何か」「フロリデーションによってなぜむし歯が予防できるのか」「フロリデーションによる水の味や臭いの変化はどうか」などの疑問に専門家が答え，地域住民の疑問点を解決することも地域活動の一例です．

　また，国の責任機関である厚生労働省にフロリデーションに関する専門委員会設置などの行政措置を求める活動も重要となります．現在，わが国では「特定非営利活動法人日本フッ化物むし歯予防協会」が中心となって，全国レベルの活動を展開しています．主な活動内容として，国民各層へのPRとキャンペーン活動，研修会の開催，関連団体との協力などを進めています．さらに，2012年8月に水道水フロリデーション実現のための支援組織ウォーターフロリデーションファンドが設立され，2017年より認定NPO法人となって活動を展開しています．

　2000年以降，いくつかの地域では地元歯科医師会が中心となって，地域の特性に合った活動が進められています．その一例として，群馬県の下仁田町では，町長が立案した「健康しもにた21計画」の中で「8020推進委員会」が設立されました．そこで，日本口腔衛生学会と富岡甘楽歯科医師会からの学術支援を得て，「下仁田町でのフロリデーションの実施のために，より多くの住民からの支持が得られるように啓発活動をしていくことが大切である」との提言がまとめられました．厚生労働省科学研究班からの学術支援も得られ，住民にフロリデーションとは何かを知ってもらうため，町保健センター内にフロリデーション装置を稼働させたモデルプログラムが進行中です．町民の学習活動を進め，町議会に働きかけ，町行政の政策決定に積極的に関わっていく方式がいっそう（地域活動の活性化）の筋道になるでしょう．

4）個人技術の開発

　フロリデーションはすべての人が等しく歯の健康を獲得するための公共福祉政策として推奨され，一人ひとりが地域社会の構成員として判断する姿勢を基に，地域住民の支持を得て現実のものとなります．この分野の課題（個人技術の開発）は，住民自身がフロリデーションは正しい科学に基づいていることを知り，地域住民全体のむし歯のリスクを低減させることを共有し，安心して自ら積極的にフロリデーションを受け入れることの意思決定を行うことです．

　なお，フロリデーションのような公衆衛生施策の決定に際して，「個人の意思決定」や「個人選択の自由」と「地域の選択」とがぶつかることが多くあります．そのような場合，最終

的にはわが国では，市町村議会での決定が地域の合意となると考えます．民法第1条には「私権は公共の福祉に遵(したが)う」ものと明記されています．一定のルールに基づいて地域の意思をいずれかに決定したならば，これに遵うということが社会のルールです[12]．さらに，フロリデーションが実現した後でも個人の賢明な行動が要求されます．フッ化物濃度の低いボトル水よりもフロリデーション水道水を用いなければ，フロリデーションによる最大の恩恵を得ることはできないからです．

5）医療資源活用の方向転換

フロリデーションが普及・定着すれば，将来的にむし歯の有病率が減少し，歯の健康寿命は延伸して，人びとはより健康的な口腔を維持管理する方向へ進んでいくことが予想されます．その段階で，現行の疾病保険制度から新たな口腔の健康を管理する制度への変革が求められます．20世紀型の治療優先の歯科医療から21世紀型の予防サービスを主体とした健康管理型への転換が必要となるでしょう．フロリデーションの実施後に予測される保健サービスの方向転換がこの分野の課題となります．

3 健康日本 21（第二次）と公衆衛生

21世紀における国民健康づくり運動（健康日本21）の総論には，「新世紀の道標となる健康施策，すなわち，21世紀において日本に住む一人ひとりの健康を実現するための，新しい考え方による国民健康づくり運動」と明記しています．本章で既述した新公衆衛生運動の新展開に沿った世界の潮流を意識したものでした[1]．

1）健康日本 21 と歯の健康

歯の健康に関しても，歯の健康寿命の延伸のため，歯の喪失防止をあげました．歯の喪失原因の約9割がむし歯と歯周病で占められているので，各ライフステージに応じた適切なむし歯・歯周病予防を推進することが重要です．そのため，幼児期と学齢期のむし歯予防および成人期の歯周病予防の各項目について目標が設定されました．妥当な目標設定と評価されるでしょう．目標達成のための対策としては，次の3項目が提示されました[13]．

①自己管理（セルフケア）能力の向上
　生活習慣病としての歯科疾患を予防するために，自己管理能力の向上を支援していく体制を築く必要がある．

②専門家等による支援と定期管理
　個人の口腔健康管理を専門的立場から，定期的に歯科健康診査・保健指導や予防処置を受ける習慣を確立することが必要である．

③保健所等による情報管理と普及啓発の推進

　歯科疾患は地域格差が大きいため，ライフステージ毎のむし歯および歯周病の有病状況や現在歯数等についての地域別の情報を収集，評価管理していく必要がある．また，保健所，市町村保健センター等においては，住民に対する情報提供に努めるとともに，地域，学校，職場等が連携した効果的な歯科保健対策の展開を図るべきである．

　健康日本21の総論に取り上げる世界の潮流である新公衆衛生運動を基に，「皆の健康は皆で守る」という公衆衛生の考え方を活かすことが重要です．そこで，すべての地域住民の歯を守る基盤整備として水道水フロリデーションという方策を取り入れることは，確実に住民の歯の健康の向上につながります．

2) 道府県の歯と口の健康づくり条例と歯科口腔保健法の制定

　道府県による歯科・口腔保健の推進に関する条例の制定が進行しています．2008年の新潟県を皮切りに，北海道，長崎県以降，2017年12月時点で全国の43道府県で条例が制定されました．そのうちの31道府県では，条例の基本的施策の推進として，むし歯予防方策にフッ化物応用を条文に明記しています[14～16]．

　2011年8月には，国も歯科口腔保健の推進に関する法律（平成23年8月10日法律第95号：略称 歯科口腔保健法）を公布・施行しました．本法は，歯科口腔保健の推進に関する施策を総合的に推進するための法律であり，施策に関する基本理念，国・地方公共団体等の責務を定め，歯科疾患の予防や口腔の保健に関する調査研究をはじめ，国民が定期的に歯科検診を受けること等の勧奨等の内容となっています．以上の法律の目的である国民の歯と口の健康度の向上には，地域水道水フロリデーションという施策に取り組むことがいっそう重要となってきます．

3) 健康日本21（第二次）

　次いで，2012年7月に，平成25年度から平成34年度までの「21世紀における国民健康づくり運動（健康日本21（第二次））」の国民の健康の増進の総合的な推進に関する5つの基本的な方向が提示されました[17]．

　(1) 健康寿命の延伸と健康格差の縮小
　(2) 生活習慣病の発症予防と重症化予防の徹底（非感染性疾患NCDの予防）
　(3) 社会生活を営むために必要な機能の維持および向上
　(4) 健康を支え，守るための社会環境の整備
　(5) 栄養・食生活，身体活動・運動，休養，飲酒，喫煙および歯・口腔の健康に関する生活習慣および社会環境の改善

　これら5項目の基本的方針はいずれも申し分のない内容です．その中でも，特に(1) 健康

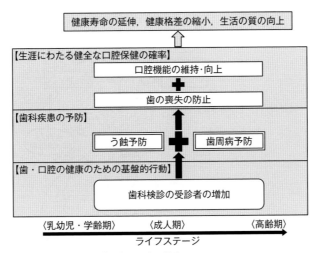

（厚生労働省：健康日本 21（各論）6 歯の健康．
http://www.kenkounippon21.gr.jp/kenkounippon21/about/kakuron/index.html より）
図 77 「歯・口腔の健康」の目標設定の考え方

寿命の延伸と健康格差の縮小，(4) 健康を支え，守るための社会環境の整備の 2 項目はすべての人びとが健康に暮らすために必要です．ところが，健康日本 21（第二次）の歯の健康の領域には公衆衛生的方策は全く活かされていません．第 5 項目の別表には，歯・口腔の健康に関する目標が記載されています．① 口腔機能の維持・向上，② 歯の喪失防止，③ 歯周病を有する者の割合の減少，④ 乳幼児・学齢期のう蝕のない者の増加，⑤ 過去 1 年間に歯科検診を受診した者の割合の増加．これらの項目に目標値を掲げることに異論はありません．その文書に目標設定の考え方が図示してあります（図 77）．「歯・口腔の健康」の目標を達成して，歯・口腔の健康領域で健康格差の縮小を実現するためには，科学的根拠に基づいた具体的な方策を実施に移す必要があります．

　健康日本 21 において，乳歯のむし歯予防のために 3 歳までにフッ化物歯面塗布を受けたことのある者の割合や学齢期におけるフッ化物配合歯磨剤使用者の割合の目標値を設定したように，健康日本 21（第二次）の歯・口腔の健康の項目にも科学的根拠に基づくフッ化物を利用する方策を採用して，国民の歯・口腔の健康を守る取り組みを前進させるべきです．とりわけ，本書で取り上げる地域水道水フロリデーションを地域の実情に応じてむし歯予防策として選択することが大切となります．

4　GOING UPSTREAM—上流へ向かえ—

　GOING UPSTREAM は西欧世界の保健領域に共通の倫理です．歯科も同様です．マッキンレーは次の物語を示し，むし歯予防を公衆衛生の場で皆の協力で進める大切さを説いてい

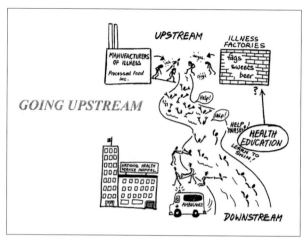

(McKinlay, J : A case for refocusing upstream : the political economy of health. In Patients, Physicians and Illness(ed. E. Jaco), Macmillan, 1979. より)

図78 「上流に向かえ」の物語

ます（図78）[18]．

「ひとつの場面を思い描いてください．ある時，歯科医師が川辺を散歩していたら，赤ちゃんが川に流されてきました．歯科医師はただちに川に飛び込み，その赤ちゃんを助けました．ところが，息つく間もなく，別の赤ちゃんが川に流されてくるではありませんか．これはまた大変と二番目の赤ちゃんを助けようとしている時，橋の上でその様子を見ていた人が声をかけました．『これは大変だ．何かお手伝いすることはありませんか！』そこで答えました．『ありがたい．ぜひ手伝ってください．まず何よりも，川の上流に行って何が起こっているのか見てきてください．何が原因で赤ちゃんが川に落ちているのか調べて欲しい』と訴えました．赤ちゃんが川に流されてくるのを待っていて，それから助けるのでは本当の問題解決になりません．それが最善のことではないのです．歯科保健の問題も，上流に向かうという取り組みが必要です」

むし歯や歯周病が原因で歯を失うということは，取り返しのつかないことになります．歯を失ってはじめて歯の大切さを痛感し，その結果高い価値観に到達することができたとしても，そのようなプロセスでは手遅れとなります．川の中流や下流で溺れた赤ちゃんを助ける行為は尊いことです．そのようなニュースは美談になることでしょう．しかし，根本的な解決のためには，川の上流に向かうような選択が必要です．GOING UPSTREAM—わが国の歯科界にも不可欠な倫理です．

21世紀の歯の健康づくりは，治療（キュア）から予防・養生（ケア）を重視した対策をとるべきといわれています．ケアを基盤とする対策を行うには，歯科医院に来院される患者さんの診療だけでは根本的な解決にはつながらないので，学校，職場，地域社会におけるすべ

ての人びとの健康づくりの取り組みが重要となります．

　近年，生活習慣病の事例としてメタボリックシンドロームが話題になっています．これを上流に向かえ（図78）に照らすと，メタボリックシンドロームは川に落ちて中流域に達している段階で，肥満，高血糖，高血圧，高脂血症のレベルから内臓脂肪型肥満状態の移行期にあたります．やがて，下流ほど負担が大きく深刻な事態に陥ります．したがって，重要なことは個々人が上流でバランスの取れた栄養や運動，休養により健康的な生活習慣を確立することです．

　もっと重要なことは，人びとが健康的な生活を送れるように，国や自治体はすべての人が上流における健康的な生活を送れるような環境の基盤整備を実施することなのです．

5　まとめに代えて―健康社会とフロリデーション―

　歯科保健界の先輩たちが幾度となく挑戦して，実を結ぶことなく推移している水道水フロリデーションへの新たな道程が始まろうとしています．まず，次世代の歯科関係者をはじめ多くの人が水道水フロリデーションとは何かを知って欲しいと思っています．共に，水道水フロリデーションの必要性を学んでいきましょう．水道水フロリデーション実現への道はこれからの日本の歯科のあり様を問うています．

　20世紀後半の日本の歯科界は治療から予防への道を模索しているものの，歯科保険制度のしがらみもあって削って詰める治療中心に陥っているのが現状です．予防への道を着実に歩んで，むし歯の公衆衛生手段である水道水フロリデーションへと繋げていきましょう．

　健康はすべての人びとの願いです．その過程に存在するいくつかの障壁を組織的に乗り越え，関係者が協力して健康社会づくりにまい進していくことを期待します．21世紀の新たな歯科界の幕開けです．それには歯科教育の変革と公衆衛生の復権が不可欠です．

　「Knowing is not enough；we must apply. Willing is not enough；we must do」
　「知ることだけでは十分ではない．それを使わなくてはいけない．やる気だけでは十分ではない．実行しなくてはいけない」

　この名言はドイツの詩人で，小説家，劇作家，科学者，政治家としても活躍したゲーテの言葉です．とりわけ公衆衛生の分野において，私たちが肝に銘じるべき名言であると思います．

　今やむし歯と歯周病の病因は明らかになり，効果的な予防方法が存在します．すべての人びとの歯と口の健康づくりのために，歯科保健関係者には具体的なむし歯予防方策である水道水フロリデーションを実行に移す努力が求められています．

文　献

1) 厚生労働省：健康日本21（総論）第2章　健康増進施策の世界的潮流．http://www1.mhlw.go.jp/topics/

kenko21_11/s0.html（accessed December 23, 2012）
2) Leavell HR, Clark EG：Preventive medicine for the doctor in his community（3rd ed.），McGraw-Hill, NewYork, 1965.
3) Marc Lalonde：A NEW PERSPECTIVE ON THE HEALTH OF CANADIANS a working document. Government of Canada Ottawa, April 1974.
4) 島内憲夫訳：ヘルスプロモーション―WHO：オタワ憲章―．垣内出版，東京，1990，p.7-8.
5) 田浦勝彦ほか：だれにでもできる小さな努力で確かな効果　う蝕予防とフッ化物の応用．砂書房，東京，2001，p.8-9.
6) 島内憲夫訳：ヘルスプロモーション―WHO：オタワ憲章―．垣内出版，東京，1990，p.10-14.
7) 境　脩，小林清吾ほか編：21世紀の健康づくりとむし歯予防　わかりやすいフッ素の応用とひろめかた．学建書院，東京，2005，p.63-66.
8) 日本歯科医学会医療環境問題検討委員会フッ化物検討部会：「フッ化物応用についての総合的な見解」に関する答申．日本歯科医学会，1999年11月1日フッ化物検討部会答申．
9) 厚生省健康政策局（歯科保健課）：水道水へのフッ化物添加について．2000年12月6日．
10) 日本歯科医師会：フッ化物応用に関する日本歯科医師会の見解．2000年12月21日．
11) 日本口腔衛生学会：今後のわが国における望ましいフッ化物応用への学術的支援．2002年9月13日．
12) （社）沖縄県歯科医師会，沖縄県具志川村：フロリデーション問答集　久米島バージョン，大創出版部，新潟，2002．p.28, 34, 35
13) 厚生労働省：健康日本21（各論）6歯の健康．http://www.kenkounippon21.gr.jp/kenkounippon21/about/kakuron/index.html（accessed December 24, 2012）
14) 8020推進財団：都道府県歯科保健条例制定マップ．http://www.8020zaidan.or.jp/sitemap/index.html（accessed December 6, 2017）
15) NPO日F会議編：日本におけるフッ化物製剤（第9版）．口腔保健協会，東京，2013．p.99-104.
16) 歯科口腔保健の推進に関する法律．http://law.e-gov.go.jp/htmldata/H23/H23HO095.html（accessed December 24, 2012）
17) 厚生労働省告示第四百三十号：国民の健康の増進の総合的な推進を図るための基本的な方針．http://www.mhlw.go.jp/bunya/kenkou/dl/kenkounippon21_01.pdf（accessed December 24, 2012）
18) McKinlay, J：A case for refocusing upstream：the political economy of health. In Patients, Physicians and Illness（ed. E. Jaco），Basingstoke, Macmillan, 1979, p.96-120.

「歯科医師はフロリデーションにどう向きあうべきなのか」

　市民や歯科学生を前に,「日本で水道水フロリデーションを実現するのは無理でしょう」と, 達観した口調でいい切る歯科医師に出会うことは少なくないように思います. そのような場面では, 時には最初からフロリデーションに関しての理解不足や知識不足が窺われることもあります. しかし多くの場合, 言葉の奥底からイソップ童話の『すっぱいぶどう』のような人間心理を感じとってしまいます.『キツネとぶどう』ともいわれるこの寓話のあらすじは,『腹をすかせたキツネが歩いていると, たわわに実ったおいしそうなぶどうを見つける. どうにかして食べようと爪先立ちをしたり, 何度も跳び上がるが, ぶどうはみな高い所にあり届かない. しばらく眺めていたキツネは怒りと悔しさで,「どうせこんなぶどうは, すっぱくてまずいだろ」と捨て台詞を残して去る』というものです. キツネを日本の歯科医師に, ブドウをフロリデーションに置きかえ眺めてみるのはどうでしょう.

　このイソップ童話『すっぱいぶどう』の例えは, もともとは世界的予防歯科学の権威である米国のニューブラウン先生の講演からです.「水道水フロリデーションは倫理に叶った正しい科学の応用である」,「社会に有益な事業でもその実現には困難を伴う」,「しかし, 工夫と努力で克服できることは, 無理とか不可能とは違う」,「正しい科学と倫理に叶う事業は, いかに困難でも優先すべき」と理解できます.

　平均寿命を世界のトップレベルに押し上げてきたわが国の公衆衛生普及の実績から考えると, 決して無理ということはないはずです. 困難な道のりはあるでしょう. しかし個人的な考え方や力量から生まれる個人の視点や見解だけで, 無理と決めつければ, その歯科医師はその時点で, ぶどうをあきらめたキツネになってしまいます. 目指す方策が正しい科学に基づき, 社会正義に沿うものであるならば, 困難でも努力を継続し, 社会の力を結集するために工夫を重ねていくことが専門家に与えられた使命です. 何もせずに無理としてあきらめることは, 専門家としての努力を回避し, それを正当化するためのいい訳を探し口にしていることにならないでしょうか.

　さらにもうひとつ, 歯科保健医療の専門家として肝に銘じなければならないことがあります. 市民や歯科学生などの前で, むし歯予防の権威者である歯科医師が「日本で水道水フロリデーションは無理でしょう」と口にしたとすれば, そのひと言が反対運動と同じ効果をもたらすということです. 市民や学生はその言葉を信じます. 彼らから信頼されている歯科医師であればあるほど, その言葉の重みは増していくと考えるべきでしょう.

（浪越建男・小林清吾）

＜付録図＞ 旧版の中扉より，それぞれの章に関連がある図をまとめてみました

第1章

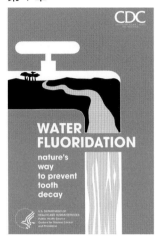

水道水フロリデーションのイメージ図
CDC（米国疾病管理予防センター）が啓発用に作成したリーフレットの表紙で，フロリデーションは自然が教えてくれたむし歯予防方法であると表現しています

第2章

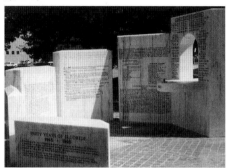

フロリデーションモニュメント
水道水フロリデーション50周年記念としてグランドラピッズ市内に建立された大理石のモニュメントには，1945年から1995年までの10年ごとのフロリデーション都市の増加を示しています．大理石の切り抜き部分には蛇口が取り付けられ，フロリデーション水を飲むことができます

第3章

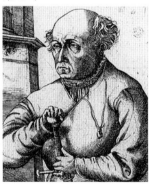

毒性学の父といわれる医師パラケルスス
16世紀，パラケルススは「毒かどうかは，使用量による」といっています

第7章

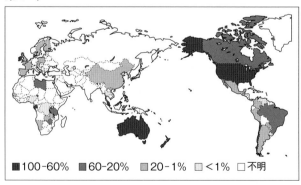

世界のフロリデーション普及状況
英国フロリデーション協会の2012年報告によれば，調整フロリデーション実施国は27カ国，普及人口は約3億8,000万人，また天然フロリデーション国は41カ国，普及人口約6,000万人となっています

第8章

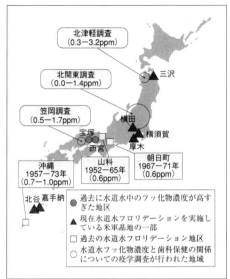

日本のフロリデーション実施地域のマップ
（日本むし歯予防フッ素推進会議編：日本におけるフッ化物製剤第9版, 口腔保健協会, 2013, p65）

第9章

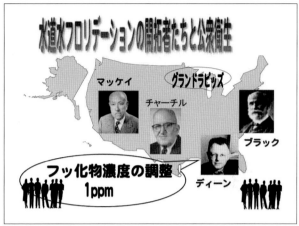

水道水フロリデーションの開拓者たち
米国のマッケイ，ブラック，チャーチル，ディーンら

第6章，第10章

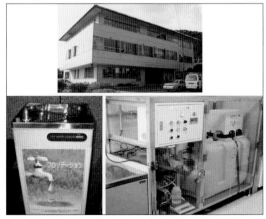

フロリデーションモデル装置を設置した群馬県下仁田町保健センター
右下は濃度調整装置．左下は1階ホールのウォータークーラーで，町民はフロリデーション水を自由に飲むことができます

第10章

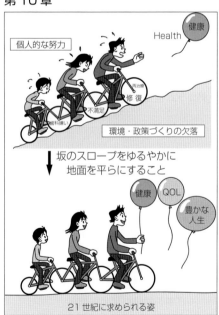

「健康」や「QOLの向上」は，デコボコの坂道．（環境・政策づくりの欠落）で必死に自転車を漕いでも（個人的な努力），その達成は難しいものです．デコボコの坂道を平坦な道にすること，つまり「環境づくり」が求められるのです．

<著者略歴>

田浦　勝彦（たうら　かつひこ）
　1974 年　福岡県立九州歯科大学卒業
　1974 年　東北大学歯学部助手　　　1981 年　歯学博士（東北大学）
　1982 年　東北大学歯学部講師
　2012〜 2017 年　東北大学大学院歯学研究科非常勤講師
　主な著書（共著）
　　『だれにでもできる小さな努力で確かな効果』（砂書房）
　　『フロリデーションファクツ 2005』（監訳）（口腔保健協会）
　　『歯医者に聞きたいフッ素の上手な使い方』（口腔保健協会）
　学会・社会活動
　　日本口腔衛生学会フッ化物応用委員会委員（〜 2013）
　　NPO 法人日本フッ化物むし歯予防協会理事

小林　清吾（こばやし　せいご）
　1971 年　新潟大学歯学部卒業　　　1982 年　歯学博士
　1982 年　長崎大学歯学部助教授
　1987 年　新潟大学助教授
　1998 年　日本大学松戸歯学部教授
　2012〜 2017 年　日本大学松戸歯学部客員教授
　主な著書（共著）
　　『フッ化物ではじめるむし歯予防』（医歯薬出版）
　　『フロリデーション・ファクツ 2005』（監訳）（口腔保健協会）
　学会・社会活動
　　日本口腔衛生学会フッ化物応用委員会委員長（2001〜 2005）
　　同上委員（〜現在に至る）
　　NPO 法人日本フッ化物むし歯予防協会理事
　　認定 NPO 法人ウォーターフロリデーションファンド会員

✐コラム担当　**浪越　建男**（なみこし　たつお）
　1987 年　長崎大学歯学部卒業
　1991 年　長崎大学大学院歯学研究科修了　歯学博士（長崎大学）
　1991 年　長崎大学歯学部助手
　1994 年　浪越歯科医院開設（香川県）
　2003〜 2004 年　長崎大学歯学部臨床助教授
　2005〜 2014 年　長崎大学歯学部臨床教授
　主な著書（共著）
　　『このまま使える Dr. も DH も！ 歯科医院で患者さんにしっかり説明できる本』
　　（クインテッセンス出版）
　　『歯科衛生士のためのフッ化物応用のすべて』（クインテッセンス出版）
　学会・社会活動
　　日本補綴歯科学会専門医
　　NPO 法人日本フッ化物むし歯予防協会理事
　　認定 NPO 法人ウォーターフロリデーションファンド理事長

水道水フロリデーション　第2版

2013年8月23日　第1版・第1刷発行
2018年5月15日　第2版・第1刷発行

著者　田浦勝彦，小林清吾

発行　一般財団法人　口腔保健協会
〒170-0003　東京都豊島区駒込1-43-9
振替　00130-6-9297　Tel. 03-3947-8301㈹
Fax. 03-3947-8073
http://www.kokuhoken.or.jp/

印刷／三報社印刷・製本／愛千製本

乱丁・落丁の際はお取り替えいたします．
Ⓒ Katsuhiko Taura, et al. 2018. Printed in Japan〔検印廃止〕
ISBN978-4-89605-346-3　C3047

本書の内容を無断で複写・複製・転載すると，著作権・出版権の侵害となることがあります．
JCOPY〈(一社) 出版者著作権管理機構　委託出版物〉
本書の無断複写は著作権法上での例外を除き禁じられています．複写される場合は，そのつど事前に，(社) 出版者著作権管理機構（電話 03-3513-6969，FAX 03-3513-6979，e-mail：info@jcopy.or.jp）の許諾を得てください．